Waltraut von Klitzing-Naujoks
Kai von Klitzing

Psychische Belastungen in der Krankenpflege

Vandenhoeck & Ruprecht
Göttingen · Zürich

für Eliane und Alina

Die Deutsche Bibliothek – CIP-Einheitsaufnahme

Klitzing-Naujoks, Waltraut von:
Psychische Belastungen in der Krankenpflege /
Waltraut von Klitzing-Naujoks; Kai von Klitzing. –
Göttingen; Zürich: Vandenhoeck und Ruprecht, 1995
ISBN 3-525-45778-2
NE: Klitzing, Kai von:

Das Werk einschließlich aller seiner Teile ist urheberrechtlich geschützt.
Jede Verwertung außerhalb der engen Grenzen des Urheberrechtsgesetzes ist
ohne Zustimmung des Verlages unzulässig und strafbar.
Das gilt insbesondere für Vervielfältigungen, Übersetzungen,
Mikroverfilmungen und die Einspeicherung und Verarbeitung
in elektronischen Systemen.
© 1995 Vandenhoeck & Ruprecht, Göttingen
Printed in Germany
Satz: Competext, Heidenrod
Druck und Einband: Hubert & Co.

Inhalt

Einleitung 7
Identitätsprobleme im Krankenpflegeberuf aus historischer Sicht 13

I. Die Pflege Schwerkranker

Psychische Erlebens- und Verarbeitungsweisen schwerer körperlicher Erkrankungen 23
Beziehungsthemen bei der Pflege schwerkranker Patienten 38

II. Spezialgebiete

Kinderkrankenpflege 52
Krankenpflege in der Intensivmedizin 77
Krankenpflege in der Geriatrie 107
Krankenpflege in der Psychiatrie 122

III. Zur Psychodynamik des Pflegeberufs

Helferhaltungen 144
Tabuthemen in der Krankenpflege: Ekel, Sexualität und Scham 160
Das Burn-Out-Syndrom 172
Präventions- und Hilfsmöglichkeiten 187

Anhang: Die Entwicklung der Reflexionsfähigkeit von Krankenschwestern im Rahmen der Balint-Arbeit – Eine empirische Untersuchung 200

Danksagung 205

Literatur 207

Einleitung

Die Frage der Menschlichkeit in der Medizin am Ende des 20. Jahrhunderts entscheidet sich vor allem im Bereich der Krankenpflege. Dies ist eine Erkenntnis, die sich uns aufdrängte, je länger wir uns mit dem Thema beschäftigten.

Die Medizin hat sich in den letzten Jahrzehnten stark verändert. In den entwickelten Ländern ist sie gekennzeichnet durch die Zunahme diagnostischer und therapeutischer Möglichkeiten, verbunden mit einem Mehr an Technik und Spezialisierungen, welche auf eine stark naturwissenschaftliche Ausrichtung aufbauen. Mit den Methoden der modernen Naturwissenschaften ist es gelungen, eine Reihe von bislang unheilbaren Krankheiten beherrschbar zu machen und somit für viele kranke Menschen Heilungschancen zu eröffnen. Diese Erweiterung der Möglichkeiten hat sich auf fast allen Fachgebieten der Medizin vollzogen. Es seien hier nur die weitgehende Beherrschung vieler Infektionskrankheiten durch die modernen Antibiotikatherapien erwähnt oder die sich immer mehr verfeinernden Operationstechniken und auch die sich vergrößernden therapeutischen Möglichkeiten im Bereich onkologischer Erkrankungen. Die Möglichkeiten, mittels der modernen Molekularbiologie den Entstehungsprozeß von Krankheiten bis hin zum Ausgangspunkt der Erbinformationen von Zellen zu verfolgen, läßt weitere diagnostische und therapeutische Erfolge erwarten.

Aber es gibt viele Herausforderungen, auf welche die Medizin noch keine Antwort weiß oder die sie als solche noch ungenügend wahrgenommen hat. Zu erwähnen sind die vielen chronischen Leiden und Verschleißkrankheiten, die Herz-Kreislauf-Erkrankungen (als immer noch häufigste Todesursache), die viel mit dem modernen Leben in der hochtechnisierten Gesellschaft zusammenhängen, und auch die Frage der Lebensqualität angesichts vieler unerwünschter Wirkungen gerade der besonders wirksamen Therapien. Ein weiterer ungelöster Bereich besteht im Umgang mit psychischen Krankheiten und auch in der noch viel zu wenig wahrgenommenen Erkenntnis, daß alle Krankheiten einem psychosomatischen Wechselspiel unterliegen. In Folge der sich umverteilenden Altersstruktur in unserer Gesellschaft und der wachsenden Zahl hochbetagter Menschen erhält die Geriatrie eine zunehmende Bedeutung, weil es darum geht, das Leben noch im hohen Alter körperlich, psychisch und sozial lebenswert zu machen.

Die aufgezählten Herausforderungen sind nicht allein mittels naturwissenschaftlicher Erkenntnisse und technischer Therapiemaßnahmen zu bewältigen. Es braucht vielmehr auch ein verbessertes psychologisches und psychosoziales Verständnis pathogener Lebenszusammenhänge sowie eine Verbesserung psychischer und sozialer Lebensbedingungen des kranken Menschen. Außerdem ist nicht zuletzt gerade dann, wenn die Grenzen der kurativen Medizin erreicht sind, eine qualifizierte Pflege und Betreuung von Patienten mit chronischen oder tödlichen Leiden notwendig.

Die Medizin und die Struktur des Gesundheitswesen in den meisten mitteleuropäischen Ländern und auch in Nordamerika vernachlässigen diese Aspekte noch weitgehend. Diagnostische und therapeutische Maßnahmen werden bei Ärzten, Patienten und nicht zuletzt bei den Kostenträgern dann sehr hoch bewertet, wenn sie möglichst technisch oder pharmakologisch ausgerichtet sind. Die *sprechende Medizin,* also das Sicheinlassen auf den psychischen und psychosozialen Aspekt der Krankheit, fristet dagegen ein »Mauerblümchendasein«.

Das gilt vor allem für den ärztlichen Bereich, der – zumindest was die gesellschaftliche Anerkennung angeht – das Gesundheitswesen stark dominiert. Im Bereich der *Krankenpflege* ergeben sich andere Notwendigkeiten und Abläufe. Die Krankenpflege hat sich in den letzten 100 Jahren zu einem Beruf mit hoher Qualifikation und Ausbildung entwickelt. Auf der einen Seite wird auch in diesem Bereich sehr viel naturwissenschaftliches und technisches Verständnis und eine Ausrichtung auf die modernen therapeutischen Möglichkeiten und die technischen Aspekte der Pflege (z.B. moderne Datenverarbeitungsmethoden bei der Pflegedokumentation) vorausgesetzt. Auf der anderen Seite wird ein menschlicher Umgang mit dem Patienten und ein

Eingehen auf seine psychische und soziale Situation erwartet. Gerade der letztere Bereich stellt eine hohe Anforderung an die Persönlichkeit der Krankenschwester und des Krankenpflegers dar, wobei Ausbildung und Qualifikation für diese Aufgabe oft ungenügend sind.

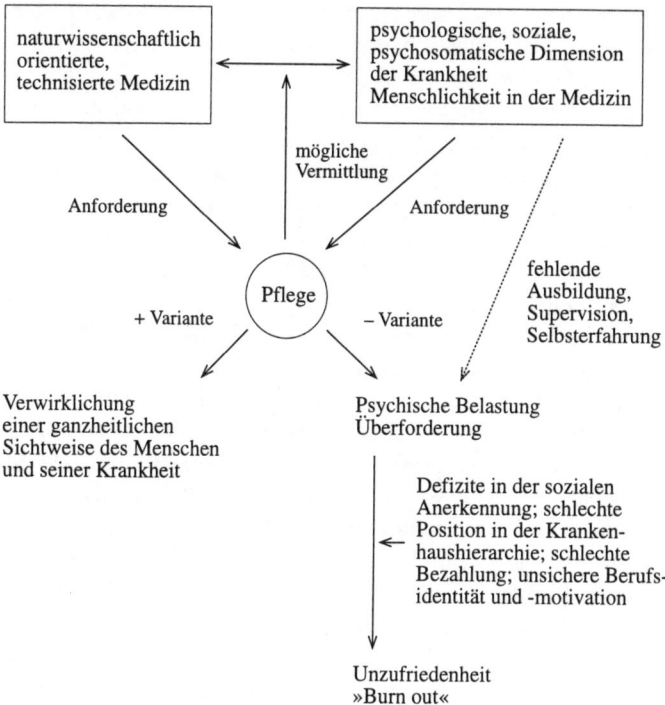

Es ist zwar in den letzten Jahren gelungen, psychologische Fächer in die Krankenpflegeausbildung einzubeziehen, doch diese haben oftmals nur Alibicharakter. Es fehlt an allen Ecken und Enden an Supervisionsmöglichkeiten und auch an der nötigen Selbsterfahrung für Mitglieder des Pflegeberufes. Dabei birgt gerade die Krankenpflege als Fach die Chance in sich, den Menschen als Ganzes im Auge zu behalten und die Bedingungen für Krankheit und Gesundheit integrativ zu erfassen. Die pflegerische Tätigkeit bedeutet angesichts der sich immer intensiver entwickelnden diagnostischen und therapeutischen Verfahren, den immer kürzeren Krankenhaus-Liegezeiten und der intensiveren Konfrontation mit menschlichem Leid eine starke psychische Belastung, die zur Überforderung wird, wenn hierfür die Ausbildungs- und die Supervisionsmöglichkeiten fehlen. Die im Krankenpflegeberuf Tätigen haben ja meistens einen hohen Anspruch an ihre Arbeit, die in Überforderung und Unzufriedenheit münden kann, wenn deutlich wird, daß man auf einen großen Teil der in der Arbeit gestellten Herausforderungen nicht genügend vorbereitet ist. Dazu kommt noch der nach wie vor unbefriedigende soziale Status des Berufs, der sich trotz ungünstiger Arbeitszeiten und starker Arbeitsbelastung in einem vergleichsweise geringen Einkommen ausdrückt. In großen Teilen des Gesundheitswesen und in vielen Krankenhäusern wird Pflege immer noch als ein bloßer Hilfsdienst für die Ärzteschaft angesehen, was ein unverhältnismäßiges Gefälle in der sozialen Anerkennung zur Folge hat.

In diesem Buch sollen die seelischen Belastungsfaktoren im Krankenpflegeberuf herausgearbeitet werden. Hierzu soll die Situation der Krankenschwestern in vielen Bereichen ihrer Tätigkeit zunächst einmal beschrieben werden, damit dann die in ihrer Arbeit auftauchenden Beziehungsprobleme und -schwierigkeiten beleuchtet werden können. Gemäß unserer psychoanalytischen Ausrichtung sollen hierbei vor allen Dingen die unbewußten Anteile und Auswirkungen vieler beziehungsdynamischer Probleme analysiert werden. Bewußtmachung und schließlich auch Integration unbewußter Anteile ist der grundlegende Weg, therapeutisch wirksam zu werden. Die reine theoretische Aufarbeitung der seelischen Belastungsfaktoren allein kann natürlich nicht ausreichen. Es sollen deshalb in diesem Buch auch Überlegungen zu Hilfsmöglichkeiten in Ausbildung und pflegerischem Alltag gegeben werden.

Dem Leser/der Leserin stellt sich wahrscheinlich die Frage: Warum ein Buch über seelische Belastungen im Krankenpflegeberuf von Autoren, die selber nicht in der Pflege tätig sind? Es ist sicher so, daß Erfahrungsberichte, die von der direkten Betroffenheit ausgehen, einen wichtigen Beitrag zur Problematik leisten können. Eine zentrale Überlegung unserer Arbeit geht davon aus, daß seelische Belastungen in der *Beziehung* der Krankenschwester zum kranken Menschen entstehen. Eine

Schwierigkeit besteht darin, Nähe und Distanz in der Krankenschwester-Patient-Beziehung zu regulieren. Nähe- und Distanzprobleme (also die Frage: »Wie nah darf ich meinem Patienten kommen? Wieviel Distanz muß ich wahren, um optimal funktionsfähig zu sein?«) sind oftmals *innerhalb* der Beziehung von den direkt Betroffenen nur teilweise zu lösen. Wie in einer Therapie kann hier der Standpunkt eines Außenstehenden, der sich zwar mit den Beteiligten teilweise identifiziert, aber auch bewußt einen Außenstandpunkt behält, neue Perspektiven eröffnen. Von daher halten wir es für sinnvoll, das vorliegende Thema auch als Nichtberufsmitglieder zu bearbeiten, allerdings auf der Grundlage von Erfahrungen in dem Berufsfeld (z.B. in der Zusammenarbeit mit Krankenschwestern) und vor dem Hintergrund theoretischen Wissens über unbewußte Beziehungsmechanismen.

Das Buch ist nicht als wissenschaftliche Forschungsarbeit über die Frage der seelischen Belastungen in Krankenpflegeberufen zu verstehen. Es geht nicht von einer einheitlichen Methodik aus, mit der der Gegenstand im wissenschaftlichen Sinn bearbeitet wird. Wir nähern uns der Problematik, indem wir von verschiedenen Methoden und Erfahrungen ausgehen, die uns einen Einblick in die psychischen Aspekte der Pflegetätigkeit ermöglicht haben:

1. Langjährige Erfahrungen in der *Zusammenarbeit* mit Krankenschwestern innerhalb stationärer Behandlungsteams. Solche Erfahrungen konnten gesammelt werden während Tätigkeiten als Arzt (K.v.K.) und Psychologin (W.v.K.) auf stationären Abteilungen für Psychiatrie, Kinderpsychiatrie, Pädiatrie und Geriatrie.
2. *Wissenschaftliche Bearbeitung* des Themas (W.v.K.)
Im Rahmen der psychosomatischen Modellstation an der Universität Ulm und der ihr angegliederten Spezialausbildung von Krankenschwestern in Psychosomatik wurde das Thema der psychischen Belastungen und Verarbeitungsweisen von Krankenschwestern unter der Fragestellung systematisch bearbeitet, inwieweit die Spezialausbildung in Psychosomatik die Kompetenz der Krankenschwestern steigern kann. Im Rahmen dieser Ausbildung wurden Balint-Gruppen durchge-

führt, in denen die Krankenschwestern fallbezogen unter der Leitung einer erfahrenen Psychoanalytikerin ihre eigenen Reaktions- und Erlebensweisen im Umgang mit schwerstkranken Patienten bearbeiten konnten. Diese Balint-Gruppen wurden im Rahmen der wissenschaftlichen Arbeit wörtlich dokumentiert und mittels inhalts-analytischer und interpretativer Methoden ausgewertet.
3. Erfahrungen als »Betroffene«: als Eltern eines frühgeborenen Kindes auf einer Säuglingsstation.
4. Interviews mit Krankenschwestern von Abteilungen für Intensivmedizin, Kinderonkologie, Geriatrie und Psychiatrie. Diese Gespräche wurden gezielt für dieses Buches geführt und ausführlich protokolliert. Wir hatten die Chance, mit sehr engagierten und interessierten Krankenschwestern und -pflegern über das Thema dieses Buches zu diskutieren, ihre Erfahrungen zu dokumentieren und systematisch auszuwerten, um die so gewonnenen Erkenntnisse vor allen Dingen in den Kapiteln über die Pflege in der Intensivmedizin, Pädiatrie, Geriatrie und Psychiatrie einzubeziehen. Im Text sind die Aussagen der Krankenschwestern und -pfleger teilweise wörtlich dokumentiert und speziell gekennzeichnet.

Wir haben versucht, die psychologische Seite der Krankenschwester-Patient-Beziehung in einer kompakten und trotzdem verständlichen Form darzulegen. Am Ende wird auf die von uns benutzte Literatur verwiesen, die vom interessierten Leser auch zur Vertiefung seiner Kenntnisse herangezogen werden kann. Zur sprachlichen Vereinfachung sprechen wir in diesem Buch vorwiegend von »der Krankenschwester«, verweisen aber ausdrücklich darauf, daß Krankenpfleger ebenso gemeint sind.

Identitätsprobleme im Krankenpflegeberuf aus historischer Sicht

Die Medizin des 20. Jahrhunderts ist geprägt durch einen explosionsartigen Zuwachs naturwissenschaftlicher Forschung und Erkenntnisse. Das immer detailliertere Wissen über Funktionsabläufe im menschlichen Körper, deren Pathologie und die Entwicklung komplexer therapeutischer Methoden haben zu einer starken Spezialisierung in der Heilkunst geführt. Der Mensch, sein Leiden und die Krankheit werden aus der Sichtweise unzähliger Fachdisziplinen in Organsysteme und deren Pathologien zergliedert. Demgegenüber ist die Krankenpflege wesentlich stärker einer ganzheitlichen Sichtweise verpflichtet, die mehr den traditionellen Wurzeln der Medizin in der Antike entspricht.

> In der *hippokratischen* Medizin fand die Heilkunde ihre Erfüllung nicht nur in der Wiederherstellung der verlorenen Gesundheit und der Reparatur des sichtbaren Schadens, sondern sie suchte eine Aufgabe auch in der Bewahrung und Pflege der normalen Abläufe des Lebens. Eine der wichtigsten Traditionen des ärztlichen Tuns, welche noch bis ins 19. Jahrhundert wirksam war, bestand in der *Diätetik* (gr. = Lebensordnung, Lebensweise). Die Formulierungen des Corpus hippocraticum haben die Sorge um elementare Lebensbedingungen wie Licht und Luft, Speise und Trank, Arbeit und Ruhe, Schlaf und Wachen, Ausscheidung und Absonderung, sowie die Anregung des Gemüts zum Inhalt, und dies in sowohl gesunden als auch kranken Tagen. In dieser Tradition mit ihrem ganzheitlichen Ansatz sind die Medizin und die Pflege noch nicht voneinander unterschieden. Das praktische Tun des Pflegenden wird auch zum bestimmenden Element des ärztlichen Heilplanes (vgl. SEIDLER 1966).

Die Tradition der hippokratischen Medizin findet sich heute nicht mehr so sehr im ärztlichen Tun, sondern vielmehr in den Grundlinien jeder pflegerischen Tätigkeit am Kranken wieder. Während ärztliches Handeln, insbesondere in den hochspezialisierten Krankenhäusern, weitgehend der Wissenschaftlichkeit verpflichtet ist und sich somit auch in eine gewisse Distanz zum Individuum und dessen Leiden begibt, ist das pflegerische Tun weiterhin dem Menschen in seiner Ganzheit verpflichtet und führt zu einer großen Nähe zwischen Pflegendem und Patienten. Oftmals sind Krankenschwestern sogar Vermittler zwischen den Bedürfnissen der Patienten und der durch die Ärzteschaft repräsentierten wissenschaftlichen Medizin. Der recht nahe Kontakt Pflegender mit ihren Patienten bringt aber auch erhebliche seelische Belastungen mit sich. Eine Krankenschwester kann sich nicht so gut wie der Mediziner hinter ihren Befunden, Apparaten und Diagnosen verstecken. Sie ist vielmehr dauernd mit den menschlichen Bedürfnissen des Patienten, seinen Gefühlen, Ängsten und Hoffnungen konfrontiert. Die Beziehung zum Patienten, die psychosomatischen Zusammenhänge in der Krankheit und die psychosozialen Auswirkungen auf den Menschen drängen sich in der pflegerischen Tätigkeit als motivierender, aber auch belastender Faktor wesentlich mehr auf als in der ärztlichen Medizin.

Die Krankenpflege hat sich daher noch einen wesentlichen Teil der alten Heilkunde bewahrt, der in der naturwissenschaftlichen Medizin verloren zu gehen droht, nämlich die Hinwendung zum Menschen in seiner Ganzheit und in seinen gesamten Lebensbedingungen.

Der Pflegende sieht sich der schwierigen Aufgabe gegenüber, innerhalb der immer technisierteren, zergliederteren Medizin seine integrierende Funktion zwischen Heilen und Pflegen zu bewahren und den Menschen in seiner leib-seelischen Ganzheit im Auge zu behalten. Dieser höchst anspruchsvollen Aufgabe steht eine nicht unerhebliche Organisations-, Motivations- und Identitätskrise des Berufsstandes gegenüber.

Hierzu einige historische Bemerkungen:

> Ausgehend von der christlichen Frühzeit hatte sich die Krankenpflege im Mittelalter als eine vornehmlich weibliche Tä-

tigkeit im kirchlichen Rahmen etabliert. Wichtige Aufgaben in den mittelalterlichen Hospitälern hatten die Klöster übernommen. Im abendländischen Mittelalter entwickelten sich aus den alten Formen des Klosterwesens eine Reihe von christlichen Ordensbewegungen, die ihre Tätigkeit in erster Linie der Krankenfürsorge widmeten und für einen organisatorischen Aufschwung in diesem Bereich sorgten. Wichtig für die innere und äußere Motivierung des Pflegewesens war die Tatsache, daß der Krankheitsbegriff religiös bestimmt war und die Krankheit als eine sichtbar werdende Prüfung durch Gott galt. Sie wurde als eine von ihm geschlagene Brücke zum Heil verstanden. Arme und Kranke waren damit auch die Vertrauten des Herrn als Fürsprecher für diejenigen, die mit ihrer pflegerischen Dienstleistung für sie sorgten. Hieraus resultierte vielfach ein handfester Verdienstgedanke, in dem der Pflegende durch seine Tätigkeit sich *himmlischen Lohn* zu erringen hoffte. Es war zwar mittlerweile eine äußerliche Trennung zwischen Heilkunde und Krankenpflege vollzogen worden. Jedoch wurden die Hospitäler von den kirchlichen Pflegegemeinschaften versorgt und geführt. Die Ärzte standen mehr oder weniger im Hintergrund und wurden nur im Bedarfsfalle zu Konsultationen herangezogen. Bei der konkreten Versorgung der Kranken und Notleidenden hatten die Pflegenden also eindeutig die Führungsrolle. Das Christentum hatte die Krankenpflege zu ihrem ureigensten Anliegen gemacht und ihr damit entscheidende Identität verliehen.

Zu Beginn des 19. Jahrhunderts hatte es eine erste Krise der kirchlichen Krankenpflege gegeben, nachdem infolge der französischen Revolution besonders in Frankreich sehr viele Ordensgemeinschaften aufgelöst worden waren. Aber schon Napoleon I. mußte einsehen, daß die Gesellschaft ohne die kirchlich motivierte und organisierte Krankenpflege im Spitalwesen nicht auskam, so daß viele Ordensschwestern wieder zurückgeholt wurden. Im Laufe des 19. Jahrhunderts vollzog sich in der Krankenpflegetätigkeit ein organisatorischer und fachlicher Aufschwung, welcher grundsätzlich den folgenden vier institutionellen Organisationsformen zu verdanken war:

Katholische Ordensgemeinschaften

Vinzenz von Paul hatte bereits 1581 die neue Ordensgemeinschaft der *Barmherzigen Schwestern* gegründet, die in der Pflege eine bewußt fachliche Ausrichtung aufwiesen. Aus dieser Ordensgemeinschaft heraus bildete sich in den folgenden Jahrhunderten ein System, nach dem die Schwestern der Gemeinschaft mit bestimmten Hospitälern Verträge schlossen und die Pflege in ihnen übernahmen. Nach diesen sogenannten *Mutterhaus-Verträgen* waren die Schwestern der Leitung des Krankenhauses unterstellt und erhielten dort Unterkunft und Verpflegung. Die Pflege lag allein in ihren Händen, den ärztlichen Anordnungen hatten sie Gehorsam zu leisten. Das Krankenhaus verpflichtete sich, die Würde der Schwestern zu wahren, sie beispielsweise nicht etwa vor den Patienten zu tadeln. In allen disziplinarischen und religiösen Angelegenheiten unterstanden sie der Oberin des Mutterhauses, die sich das Recht vorbehielt, die Schwestern nach Gutdünken auszutauschen (vgl. Seidler 1966).

Protestantische Diakonie

Der Bruch mit der traditionellen Heilkunst und die regelrechte naturwissenschaftliche Revolution in der Medizin im Laufe des 19. Jahrhunderts machte in Deutschland eine Neuorganisation auch der Krankenpflege notwendig. Vielfach waren zuvor die Pflegeaufgaben von ungelernten Krankenwärtern in den Spitälern übernommen worden, welche nun den wachsenden Anforderungen der Medizin nicht mehr gerecht wurden. Als weitere Organisationsform der Krankenpflege entstand neben der katholischen Ordenspflege die protestantische Diakonie, ein Werk des Pfarrers der kleinen evangelischen Gemeinde in Kaiserswerth, Theodor Fliedner (1800–1864). Er gründete den evangelischen Verein für christliche Krankenpflege in der Rheinprovinz und Westfalen. Es ging ihm um die Pflege der Armen unter den Kranken. Sie sollten sowohl in Krankenhäusern als auch zuhause durch weibliche Pflegekräfte betreut werden. Diese sollten Diakonissen sein und nach dem

Vorbild der frühchristlichen Gemeinden ein kirchliches Amt ausüben. FLIEDNER machte das Mutterhaus zu einer Lebensform auch für nicht ordensgebundene Frauen. Von den Barmherzigen Schwestern wurde die Lebensform des Mutterhauses und mit ihr die Vertragsform mit den Hospitälern übernommen. Den Pflegerinnen wurde als Schwesternschaft eine Art genossenschaftliche Grundlage gegeben. Die Gemeinschaft der Diakonissen war ausgesprochen an den Idealen der bürgerlichen Familie aus dieser Zeit orientiert, mit einer strengen und mächtigen Vaterfigur, welcher die Frauen als dienende Personen unterstellt waren. Die Ausübung der Krankenpflege wurde nicht als Berufstätigkeit verstanden, sondern als Berufung. Für viele bürgerliche Frauen war der Beitritt zur Diakonissengemeinschaft in dieser Zeit die einzige Möglichkeit, Unabhängigkeit von der eigenen Familie zu erlangen. Gleichzeitig gab die nach dem Familienmodell organisierte Gemeinschaft aber auch ausreichend Halt. Für Frauen aus niedrigeren Schichten war der Beitritt zu den Diakonissen die einzige Chance, einen gesellschaftlichen Aufstieg zu vollziehen. Innerhalb der Pflegegemeinschaft der Diakonissen entstand als neues Element eine *Krankenpflegeausbildung* vom Typ einer neuzeitlichen Schwesternschule. Erstmalig wurde in der Ausbildung die Verknüpfung von Theorie und Praxis gesucht. Es wurde als explizite Aufgabe definiert, durch das pflegerische Tun die Einheit von Leib und Seele zum Ausdruck zu bringen. Die Krankenschwester sollte die Vermittlerin ärztlicher und seelsorgerischer Aufgaben am Krankenbett sein. Sie sollte Leib und Seele, das heißt Aufgaben des Arztes und des Seelsorgers, verbinden. Die Diakonieschwester war also auch für eine ganzheitliche Sichtweise des kranken Menschen zuständig. Die dieser schwierigen Aufgabe zugrundeliegende Identität wurzelte einerseits in der christlichen Motivation und andererseits in der gesellschaftlichen Stellung der Diakonisse als abhängige Frau.

Das Krankenhaus in Kaiserswerth wurde von THEODOR FLIEDNER vorwiegend als Ausbildungsort für die Diakonissen konzipiert, die dann ihre qualifizierte Krankenpflege in Krankenhäusern oder Privathaushalten anderer Städte praktizieren sollten. Ausgehend vom Mutterhaus fand die diakonische

Krankenpflege eine weite Verbreitung. Bereits 1866 gehörten zum Kaiserswerther Mutterhaus 715 Schwestern. Die Pflegediakonissen unter ihnen arbeiteten in 126 Arbeitsfeldern, darunter waren 54 Krankenhäuser im In- und Ausland (vgl. TAUBERT 1992).

Die weltlichen Mutterhaus-Verbände (z.B. Rotes Kreuz)

Eine weitere Motivation für das Ergreifen des Krankenpflegeberufes war der Wunsch der Frauen, im Krieg sozial tätig zu werden. Der anwachsende Nationalismus und Militarismus, verbunden mit einer immer größer werdenden Kriegsmaschinerie, stieß in der zweiten Hälfte des 19. Jahrhunderts an moralische und ideologische Grenzen. Die Versorgung von Verwundeten und Kranken war bis dahin weitgehend Privatangelegenheit der Familien und der im Troß mitziehenden Frauen gewesen (»Troßweiber«). Die Rettung und Erhaltung menschlichen Lebens im Dienste der Nation und des Militärs wurde nun zunehmend gesellschaftlich organisiert. Für die wachsende Bedeutung der Krankenpflege in der Armee und im Krieg stand in England vor allen Dingen FLORENCE NIGHTINGALE (1820–1910). Sie organisierte die Pflege kranker und verwundeter englischer Soldaten in der Türkei während des Krimkrieges. NIGHTINGALE wurde zum Leitbild der säkularisierten weiblichen Krankenpflege in der bürgerlichen Gesellschaft. Die Übernahme einer öffentlichen Aufgabe in der Armee war für eine Frau der Oberschicht zu dieser Zeit eine legitime Möglichkeit, sich aus den engen Bindungen der bürgerlichen Familie zu befreien, was eine zu dieser Zeit aufsehenerregende Normabweichung darstellte. NIGHTINGALE konnte mittels einer systematischen, den Geboten der Hygiene gehorchenden Organisation des Sanitätswesens die krankheitsbedingten Verluste der Armee rasch und massiv verringern (vgl. DINGWALL et al. 1988). Nach ihrer Rückkehr setzte sie sich in England dafür ein, die Krankenpflege zu einem öffentlich anerkannten Beruf mit guter Ausbildung zu machen. Sie war auch die Gründerin der ersten Krankenpflegeschule am St. Thomas Hospital in London

(1860). Neu an ihrer Initiative war die Tatsache, daß die Schule vom Krankenhaus unabhängig war und durch eine Stiftung unterhalten wurde. Damit wurde die Krankenpflege auf den Stand eines erlernbaren Berufes gehoben, so daß Frauen innerhalb der Gesellschaft ebenfalls die Möglichkeit erhielten, sich einer öffentlich anerkannten Ausbildung zu unterziehen (SEIDLER 1966).

Eine ähnliche Verbindung zwischen der Pflegetätigkeit im Krieg und im Frieden war das Ziel der Gründung des *Roten Kreuzes* durch den Schweizer Bankier JEAN-HENRY DUNANT (1828–1910). Als er auf einer Italienreise Augenzeuge der Schlacht bei Solferino im Jahre 1899 wurde, entstand in ihm der Plan zu helfen, und er setzte sich dafür ein, daß im Frieden für die Ausbildung geeigneter Hilfskräfte und die Bereitstellung nötiger Hilfsmittel gesorgt werden müsse, um für die Verwundetenpflege im Kriegsfall gerüstet zu sein. Außerdem strebte er an, daß sich die so gegründeten Verbände durch eine freiwillige internationale Bindung verknüpfen sollten, in deren Rahmen das medizinische Personal aller Länder mit einem gemeinsamen Zeichen gekennzeichnet werden sollte, um im Schutz der Neutralität arbeiten zu können. Zu Friedenszeiten wurden, ausgehend von der sich entwickelnden Organisationsform des Roten Kreuzes, Krankenschwestern ausgebildet, um für den Kriegsfall vorbereitet zu sein. Auf diese Weise konnte die bisher ausschließlich dem privaten Kreis der Familie zugeordnete Arbeitskraft der bürgerlichen Frau mobilisiert und unter männlicher Führung im militärisch-medizinischen Komplex einer öffentlichen Verwendung zugeführt werden. Für bürgerliche Frauen bot sich unter dem Banner des Roten Kreuzes die Chance für ein ehrenhaftes Heraustreten aus dem häuslichen Wirkungskreis. Die entscheidende Motivation für eine krankenpflegerische Tätigkeit war auch hier die Möglichkeit zur Selbstverwirklichung als Frau in der bürgerlichen Gesellschaft, diesmal aber nicht verbunden mit dem christlichen Gedankengut, sondern mit einer stark nationalen patriotischen Einstellung (vgl. FRITSCHI 1990). In der Schweiz verband sich das Rote Kreuz mit dem »Schweizerischen Gemeinnützigen Frauenverein« (SGFV), der in der Reform der öffentlichen Krankenpflege die Chance sah, ein neues weibliches Tätigkeits- und Einflußfeld in der Gesellschaft zu erschließen.

Freie Berufstätigkeit – die Berufsorganisation der Krankenpflegerinnen

Ende des 19. Jahrhunderts entstand das Bemühen, die Stellung der Frau innerhalb der Gesellschaft, insbesondere im Hinblick auf eine berufliche Tätigkeit in der Krankenpflege, zu sichern. Die Krankenpflege als interkonfessioneller, in der Gesellschaft geachteter und finanziell gesicherter Frauenberuf mit staatlich geregelter Ausbildung und persönlicher Freiheit der Arbeitsplatzwahl wurde zum Ideal. Diese Entwicklung fand am 11. Januar 1903 in der Gründung der »Berufsorganisation der Krankenpflegerinnen Deutschlands« ihren institutionellen Ausdruck. Mit dieser Entwicklung ist vor allen Dingen der Name AGNES KARLL (1868–1927) verbunden. AGNES KARLL war selber längere Zeit in einem Roten Kreuz-Mutterhaus als Krankenschwester tätig gewesen und stand im Kontakt zur bürgerlichen Frauenbewegung. Sie kritisierte, wie viele ihrer Mitschwestern, die Bevormundung und die schlechten Ausbildungs- und Arbeitsbedingungen der Krankenpflegerinnen im Mutterhaus-System. Sie strebte eine Berufstätigkeit an, die den Erwerb des Lebensunterhaltes und Sicherheit für Krankheit und Alter ermögliche. Dabei setzte sie sich zum Ziel, aus der Krankenpflege einen Beruf zu machen, bei dem, wie etwa bei den Lehrerinnen auch, es den Ausübenden möglich ist, unabhängig und selbständig zu leben. Das Bemühen, einen Dachverband für alle Krankenschwestern zu gründen, stieß sowohl beim Roten Kreuz als auch beim Diakonieverein auf heftigen Widerstand, da diese das Mutterhaus-System als einzig mögliche Organisationsform deklarierten und die Rolle der »wilden Schwestern« heftig kritisierten (vgl. TAUBERT 1992). Auf internationaler Ebene entstand der »International Council of Nurses«, deren Präsidentin AGNES KARLL später wurde.

Die Entwicklung des Krankenpflegeberufes im 20. Jahrhundert ist geprägt von einer tiefen Identitätsverunsicherung. Einerseits stellen die Caritas- und Diakoniegedanken als Motivationshintergrund verbunden mit der Organisationsform des Mutterhaus-Systems Prinzipien dar, die bis weit ins 20. Jahrhundert hinein zwingende Bezugspunkte für die entstehende Berufskrankenpflege waren (vgl. FRITSCHI 1990). Andererseits hat die Krankenpflege eine zunehmende Abkehr von religiösen und patriotischen Motiven vorgenommen. So hat sich ein Berufsstand entwickelt, dessen Mitglieder sich ideologisch unabhängig gemacht haben. Die zunehmende Verwissenschaftlichung (im Sinne der Naturwissenschaft) und Technisierung der Medizin hat eine Abkehr von umfassenderen, oft ideellen Verständnisweisen der Heilkunst mit sich gebracht.

> Schon um die Jahrhundertwende ging es nicht mehr um Motive, sondern – wie es 1898 formuliert wurde – um die Krankenpflege als »Vehikel zur therapeutischen Reizeinwirkung« (Versammlung deutscher Naturforscher und Ärzte, zitiert nach SEIDLER 1966). Eine Symbolfigur der naturwissenschaftlichen Revolution in der Medizin, RUDOLF VIRCHOW (1821–1902), vertrat bereits die Auffassung, daß die frühere Struktur der konfessionellen Orden nicht mehr berechtigt sei, da jede kirchliche Aufgabe eines Pflegenden verhindere, daß »die Sache rein sachlich angesehen werde« (zit. nach SEIDLER 1966).

Der Versuch, die Krankenpflege auch wissenschaftlich zu fundieren, kann aber nicht über viele Probleme dieser Entwicklung hinwegtäuschen. So hat die Trennung zwischen Pflege und ärztlicher Tätigkeit an Bedeutung zugenommen, wobei das Krankenhaus- und Gesundheitswesen gerade in der modernen Medizin sehr stark ärztlich dominiert ist. Die Krankenpflege wird immer noch auch als dienende Tätigkeit angesehen, und die Unterordnung unter die ärztliche Führung ist weiterhin ein konstituierender Faktor. In diesem Zusammenhang hat zwar die Krankenpflege für viele Frauen die Möglichkeit geboten, eine eigenständige Berufstätigkeit zu ergreifen. Aber das Streben nach Emanzipation wird dadurch begrenzt, daß der Krankenpflegeberuf als hauptsächlich weibliches Tätigkeitsfeld weiterhin stark von der ärztlich ausgerichteten Medizin (der vorwiegend männlichen Domäne) dominiert wird. Die Abkehr von der kirchlichen Motivations- und Organisationsstruktur hat für die Identität der Krankenschwestern Probleme mit sich gebracht. Lange waren die Mutterhäuser Strukturen, die quasi als Familienersatz den Frauen Rückhalt und Sicherheit gaben. Eine angemessene finanzielle Entlohnung und soziale Absicherung waren vor diesem Hintergrund weder notwendig noch erwünscht. Dieser Rückhalt ist in dieser Form bei den meisten Krankenschwestern heute nicht mehr gegeben. Auf der anderen Seite ist die Tätigkeit im Krankenpflegeberuf trotz der sehr intensiven und anspruchsvollen Ausbildung, der ungünstigen Arbeitszeiten und der hohen Arbeitsbelastung weiterhin erheblich unterbezahlt. Die alte Vorstellung vom »Gotteslohn« scheint sich hier immer noch auszuwirken.

Auch wenn die Krankenpflege sich in ihrem Selbstverständnis der wissenschaftlichen Medizin anpassen möchte, ist doch ihr ganzheitlicher Ansatz eine Notwendigkeit geblieben. Das moderne Gesundheitswesen verlagert in der Bemühung um Lebensverlängerung das menschliche Leiden und Sterben zunehmend in die öffentlichen Krankenhäuser. Die in der Pflege tätigen Krankenschwestern werden in ganz anderem Ausmaß als die Ärzte mit den menschlichen Aspekten der modernen Apparatemedizin und den körperlichen und seelischen Folgen lebensverlängernder Therapien konfrontiert. Die Krankenpflege muß einerseits mit der Technisierung der Medizin mithalten und kann andererseits doch nicht das Menschliche in der Krankheit und im Sterben aus dem Auge verlieren. Diese Gegensätzlichkeit führt oft zu einer Überforderung der in der Pflege Tätigen, zumal sie in der großen Nähe zum leidenden Patienten meist allein gelassen werden. Die seelischen Belastungen im Krankenpflegeberuf entstehen aus dem Zusammentreffen einer ganzheitlichen Sichtweise des Pflegens, die eine große Nähe des Pflegenden zum Patienten mit sich bringt, mit den oftmals problematischen Auswirkungen der modernen Medizin auf den Menschen. Dazu kommen für die Krankenschwester erhebliche Identitätsunsicherheiten, welche von den Widersprüchen im Berufsbild und in der Berufsmotivation sowie den Unsicherheiten in der Frauenrolle ausgehen.

I. Die Pflege Schwerkranker

Psychische Erlebens- und Verarbeitungsweisen schwerer körperlicher Erkrankungen

Die Pflege von Patienten mit schweren körperlichen Krankheiten ist psychisch sehr belastend. Oftmals sind die Reaktionsweisen solcher Patienten nicht immer leicht zu verstehen, was die Arbeit mit ihnen zusätzlich erschwert. Ihr Verhalten kann widersprüchlich sein: Zuweilen werden körperlicher Schmerz sowie schwerwiegende und beeinträchtigende Veränderungen mit großer Ausdauer und äußerlicher Gelassenheit ertragen, wogegen kleinere, normalerweise nicht so bedeutende Einschränkungen oder Eingriffe größte Ängste auslösen. Patienten können sehr wechselhaft in ihrem Verhalten sein. Sind sie an einem Tag überaus »kooperativ«, fügen sich in ihr Schicksal, sind offen im Umgang mit den Pflegepersonen und nehmen deren Zuwendung dankbar entgegen, so können sie am nächsten Tag sich völlig zurückziehen, Hilfestellungen der Schwestern von sich weisen und voller Vorwürfe sein.

Solche im Alltag häufig vorkommenden Phänomene sind nur zu verstehen, wenn man neben der bewußten, rationalen Erlebniswelt auch die unbewußte innere Welt des Patienten in die Überlegungen mit einbezieht. Im folgenden sollen – ohne Anspruch auf Vollständigkeit – einige typische, zum großen Teil unbewußte Erlebens- und Verarbeitungsweisen schwer körperlich Kranker dargestellt werden, um so zu einem besseren Verständnis gegenüber äußerlich sichtbaren Verhaltensweisen zu kommen.

Hierzu soll vom Modell der *Regression* ausgegangen werden. Dieses besagt, daß der Mensch besonders in belastenden Situationen dazu neigt, in Verhaltens- und Erlebensweisen zurückzufallen, die in früheren Entwicklungsphasen, manchmal sogar in der allerfrühesten Kindheit, üblich sind. Das bedeutet nicht, daß der Patient sich dann genauso verhält wie beispielsweise ein Säugling. Aber es leben eben besonders bedeutsame Themen und Konflikte aus dieser Entwicklungszeit wieder auf, was dazu führt, daß das Verhalten an diese Zeit *erinnert.*

Die verschiedenen Regressionsstufen, auf denen sich Patienten befinden können, stellen sich insbesondere durch die wechselnden Niveaus der *Ich-Funktionen* dar. Das Ich ist nach dem psychoanalytischen Modell die Instanz, die die Koordination und Integration verschiedenster bewußter und unbewußter Forderungen und Ansprüche gewährleistet, denen das Individuum ausgesetzt ist: Innere Triebansprüche, Ansprüche des bewußten und unbewußten Gewissens (Über-Ich), Anforderungen durch die äußere Realität. Das Ich bedient sich zur Erledigung seiner Aufgaben verschiedener Fähigkeiten und Funktionen kognitiver (verstandesmäßiger) und emotionaler Art sowie bestimmter Abwehrmechanismen, die schwer akzeptable Triebansprüche aus dem Bewußtsein fernhalten.

MEERWEIN (1985) unterscheidet zwischen »benigner« und »maligner« Regression. Die *benigne Regression* ist gekennzeichnet durch einen der Situation angemessenen starken Wunsch nach Hilfe und dem Zulassen einer schützenden Abhängigkeit angesichts einer tiefgreifenden Krankheit. Mit diesem Wunsch sind aber auch Ängste vor Einschränkungen der eigenen Autonomie, Aktivität und Entscheidungsfähigkeit verbunden. Wenn der Patient diese Einschränkungen nicht wahrnimmt und seine Auflehnung und seinen Zorn darüber nicht zu äußern wagt, besteht die Gefahr, daß er sich völlig in eine passive und kindliche Patientenrolle zurückzieht und Aggression einzig gegen sich selber zu richten wagt. Dies könnte dann dazu führen, daß der Patient zwar für den Pflegenden »angenehm« erscheint, aber letztlich in eine tiefe Depression verfällt *(maligne Regression).*

Die sexuelle Erlebnisfähigkeit und der Umgang mit diesbezüglichen Gefühlen sind beispielsweise abhängig vom Regressionsniveau, auf dem sich der Patient gerade befindet. Die *Sexualität Schwerkranker und Sterbender* ist ein weitgehend tabuisiertes Thema. Man findet in den Fachartikeln und Büchern nur wenig darüber. Vielfach besteht die Meinung, daß angesichts der Todesgefahr und des Sterbens sexuelle Wünsche und Bestrebungen unwichtig und bedeutungslos würden. Aber man darf nicht vergessen, daß – so schwer krank ein Patient auch ist – das Niveau auf dem er sich psychisch befindet (das Regressionsniveau) wechseln kann. In Phasen, in denen es ihm physisch oder auch psychisch besser geht und er sich vielleicht auch wieder selbständiger und »erwachsener« fühlt, können sexuelle Wünsche durchaus eine Rolle spielen. Durch die starke Tabuisierung kann es dabei zu einer sehr ängstigenden Einengung kommen, weil der Patient glaubt, daß er in seinem Zustand solche Gefühle gar nicht haben darf.

Auch kann es Ängste geben, die aus dem Bereich der sexuellen Entwicklung herstammen. Beispielsweise können körperliche Beeinträchtigungen oder durch operative Eingriffe hervorgerufene Verstümmelungen (Amputationen etc.) an die kindliche Entwicklungsphase erinnern, in welcher auf den gegengeschlechtlichen Elternteil gerichtete sexuelle Wünsche Angst erzeugten vor der Vergeltung durch den gleichgeschlechtlichen Elternteil mittels Verstümmelung (Kastration). Solche längst bewältigt geglaubten Entwicklungsthemen (aus dem Alter von ca. 4-6 Jahren) können jetzt in irrationaler Weise wieder wachgerufen werden und manchmal angesichts selbst kleinerer Beeinträchtigungen (beispielsweise eine relativ harmlose Injektion oder Punktion) nicht nachvollziehbare Ängste hervorrufen. Auch kann – bewußt oder unbewußt – der Irrglaube vorherrschen, sexuelle Aktivität und sexuelles Erleben könnten zur Verschlimmerung der Krankheit führen. MEERWEIN (1985) erwähnt in diesem Zusammenhang den Glauben, daß sexuelle Handlungen zur Ausbreitung der Erkrankung beitragen können und Krebs ansteckend sei. Solche Vorstellungen können zu großen Einschränkungen im Zusammenleben gerade mit Familienangehörigen und Ehepartnern führen. MEERWEIN weist auch darauf hin, daß seiner Erfahrung nach Krankenschwestern zu diesem Thema in direkter oder indirekter Weise häufiger befragt werden als Ärzte.

Ein in der Pflegepraxis sehr bedeutsamer Aspekt ist der Umgang mit *Schmerz,* der eine unangenehme Symptomatik fast jeder bösartigen Erkrankung ist. Das Empfinden und Erleben von Schmerz ist einerseits sehr abhängig vom körperlichen

Krankheitsprozeß. Andererseits spielt das psychische Funktionsniveau und das Ausmaß der Regression eine große Rolle bei seiner Bewältigung. Schmerz spielt sich im Übergangsbereich zwischen Körper und Seele ab. Nach RAMZY und WALLERSTEIN (1958) stellen sich beim Schmerz immer eine psychologische und eine physiologische Frage. Die physiologische Frage lautet: Ich fühle Schmerz, wo ist die somatische Verletzung? Die psychologische Frage lautet: Ich fühle Schmerz, was bedeutet das, und wie beeinflußt es mich? Letztlich stellt Schmerz keinen rein somatischen Vorgang dar, sondern ein Gefühl, das sich an der Körper-Ich-Grenze befindet. Die Körper-Ich-Integration wird zerrissen. Nicht umsonst spricht man ja auch davon, daß es neben dem körperlichen Schmerz schmerzvolle Gefühle gibt: Angst, Furcht, Schuld, Trauer. Es gibt kaum ein Phänomen, in welchem Körperliches und Seelisches so eng miteinander verbunden sind. Je tiefer ein Patient angesichts seiner körperlichen Krankheit regrediert, umso enger sind seelische und körperliche Aspekte des Schmerzes verwoben.

> Grundsätzlich kann man beim körperlichen Schmerz zwischen dem *realen Körperschmerz* und dem *neurotischen körperlichen Schmerz* unterscheiden. Beim realen Körperschmerz liegt ein körperlicher Stimulus vor, der den Schmerzaffekt verursacht. Dies ist beim neurotischen körperlichen Schmerz nicht der Fall. Es liegt kein physiologischer Stimulus vor. Ein typisches Beispiel dafür wäre der Phantomschmerz nach Amputationen, wo ja ein Körperteil schmerzt, der gar nicht mehr existiert. Ein solcher Schmerz hat fast wahnhaften Charakter. Aber es gibt auch andere Beispiele von neurotischem Körperschmerz. Wichtig dabei ist, *daß neurotischer Körperschmerz vom realen Körperschmerz weder durch äußere Zeichen noch subjektiv vom Patienten unterschieden werden kann.* Beim hysterischen Schmerz beispielsweise gibt es keine Erklärung durch einen gegenwärtigen physiologischen Stimulus, sondern nur durch eine bestimmte Vergangenheitserfahrung. Der Schmerz stellt einen Kompromiß des Ich dar, in welchem die meist von Trieben ausgelösten Ängste durch Schmerz ausgeschaltet und ersetzt werden. Die Bedrohung stammt also nicht von außen oder vom Körper, sondern von

einem schmerzvollen, inneren seelischen Zustand. Beim hypochondrischen Schmerz werden gewisse Körperregionen des Patienten von diesem furchtsam überbesetzt. Körperfunktionen, die normalerweise der Patient gar nicht wahrnimmt, werden nunmehr ins Zentrum des psychischen Erlebens gesetzt. Ist das der Fall, so befindet sich der Patient meist auf einer sehr frühen Regressionsstufe.

Bedeutsam für den Umgang mit Patienten, die über Schmerz klagen, ist die Erkenntnis, daß das Ausmaß des Leidens *unabhängig* davon ist, ob es sich nun um neurotischen oder realen Körperschmerz handelt. Es gibt auch Mischsituationen, in welchen realer und neurotischer Schmerz zusammen auftreten und nicht voneinander zu trennen sind. Gerade bei schwer körperlich Kranken und sterbenden Patienten werden solche Situationen häufig vorkommen. Schmerzäußerungen haben immer Signalfunktion im zwischenmenschlichen Bereich. Es ist also völlig unsinnig, sich bei einem über Schmerz klagenden Patienten zu fragen, ob er nun wirklich Schmerzen hat oder sich diese nur »einbildet«. Auch ist es keineswegs ungewöhnlich, daß ein Patient auf der einen Seite reale, das heißt durch körperliche Veränderung bedingte, Schmerzen sehr gut tolerieren kann und auf der anderen Seite angesichts kleinerer Beeinträchtigungen »übertriebene« Schmerzen angibt.

Ein anderes psychisches Phänomen, das dem Schmerz sehr verwandt ist, besteht in der *Angst*. MEERWEIN (1985) sieht die Ängste bei schwer und sterbend Kranken als eine »Mischung früher, neurotischer Residualängste, von Realängsten und von Todesangst« an. Unter neurotischen Ängsten sind solche zu verstehen, die auch angesichts der jetzigen realen Bedrohung nicht nachvollziehbar sind. Hierunter könnte beispielsweise die Angst vor im Vergleich zum sonstigen Leiden in ihrer Auswirkung geringfügigen Injektionen oder sonstigen kleineren diagnostischen oder therapeutischen Eingriffen verstanden werden. Solche Ängste sind nur zu verstehen, wenn man sie im Zusammenhang mit aus früheren Entwicklungsphasen übriggebliebenen unverarbeiteten Konfliktsituationen sieht, die ins Unbewußte verdrängt wurden und nun, durch die schwere Krankheit ausgelöst, wieder an die Oberfläche drängen. Schwere und bedrohliche körperliche Erkrankungen sind so einschneidend, daß auch beim psychisch gesunden Individuum solche »alten« Ängste wachgerufen werden, ohne daß der Patient oder seine Umgebung unmittelbar verstehen können, was eigentlich zu der Angst führt.

Für das Verständnis der Patienten ist es wichtig, die enge Verwobenheit zwischen Schmerz und Angst zu beachten. Je weiter der Patient regrediert, das heißt, je mehr er sich in psychischen Zuständen befindet, die an frühkindliche Entwicklungsstadien erinnern, umso weniger kann er somatisch bedingte Schmerzempfindungen und schmerzvolle Affekte voneinander trennen. Entwicklungstheorien gehen davon aus, daß es in den ersten Lebensmonaten überhaupt noch keine Trennung zwischen Seelischem und Körperlichem gibt, das heißt, daß der Säugling Lust- oder Unlustempfindungen verspürt, deren Herkunft er nicht unterscheiden kann. Regrediert ein Patient sehr stark, so kann er in ähnliche Zustände geraten, in denen es dann schwierig ist, zwischen körperlichem und seelischem Leid zu trennen. Aber auch bei weniger tief regredierten Patienten muß man daran denken, daß es ein durchaus häufiger seelischer Mechanismus ist, daß psychisch bedingte Ängste durch Schmerzempfindungen ersetzt werden, da diese dem Individuum leichter erträglich erscheinen. Wenn beispielsweise ein Patient, der unter einer Krankheit mit einer infausten Prognose leidet, immer wieder äußert, daß er vor dem Sterben und auch vor dem Fortschreiten der Krankheit keine Angst habe, daß er aber einzig unter trotz intensiver schmerzstillender Behandlung nicht enden wollenden Schmerzen leidet, so muß man sich die Frage stellen, ob nicht der Schmerz für den Patienten subjektiv leichter erträglich ist und deshalb die Angst verdeckt. Umgekehrt kennen wir ja psychische Situationen, in denen Schmerz durch Angst ersetzt wird (z.B. bei plötzlichen traumatischen Verletzungen, wo zunächst der Schmerz nicht empfunden wird, aber die Angst).

Bei der Beurteilung der psychischen Situation Schwerstkranker ist auch die Analyse der *Abwehrprozesse* wichtig, die das bedrängte Ich anwendet, um mit der schwierigen Situation zurechtzukommen. Abwehrmechanismen dienen, ganz allgemein gesprochen, dem Individuum, ihm unerträglich erscheinende

Impulse, Empfindungen und Ängste von seinem Bewußtsein fernzuhalten. Wenn ein Mensch schwer erkrankt und wahrscheinlich sterben muß, droht sein seelischer Apparat mit massiven Gefühlen und Ängsten überschwemmt zu werden. Die normalen Abwehrmechanismen einer reifen Persönlichkeit reichen dann oft nicht mehr aus, und das Ich greift unter massivem Druck zu Abwehrmaßnahmen, die eigentlich in der frühesten Kindheit angewandt wurden.

MEERWEIN (1985) beschreibt unter anderem folgende typischen Abwehrmechanismen:

Rationalisierung: »Die Krankheit als solche macht mir keine Angst. Hingegen fürchte ich die Einnahme der Medikamente. Wenn ich gelegentlich Angst verspüre, so sind die starken Medikamente daran schuld.«

Vermeidung: »Ich möchte über meine Krankheit nicht reden und vermeide alle Gedanken daran. So komme ich am besten darüber hinweg.«

Identifikation mit dem Aggressor: »In meiner Krankheit kommt all das Böse, das mir in meinem Leben angetan worden ist, zum Ausdruck. Deshalb fühle ich mich jetzt selber böse und flöße anderen Menschen dadurch Angst ein.«

Projektion: »Meine Frau macht sich über meinen Zustand große Sorgen. Ich bitte Sie, ihr beizustehen, denn ihre Angst belastet mich mehr als alles andere.«

Kontraphobische Abwehr: »Meines Wissens beträgt die Gefahr der Erkrankung der zweiten Brust nach Brustkrebs etwa 15%. Ich schlage vor, daß Sie mir sofort beide Brüste amputieren, damit ich mich als endgültig geheilt betrachten kann.«

Phallische Abwehr: »Ich brauche keine Hilfe und kann mit meiner Krankheit selber fertig werden. Ich kann mich ohnehin auf niemanden verlassen. Niemand ist mächtiger als ich selber.«

Verkehrung ins Gegenteil: »Noch nie fühlte ich mich so gut, wie seit ich krank bin. Mein Leben ist intensiv und gefühlsmäßig reicher geworden.«

Besonderes häufig anzutreffende und für den pflegerischen Alltag manchmal sehr schwierige Abwehrmechanismen sind *Verleugnung, Spaltung* und *Projektion.*

Bei der *Verleugnung* wird versucht, alles emotional Bedrohliche und Ängstigende als für sich selber nicht bedeutsam anzusehen und darzustellen. »Ich habe keine Angst und bin auf alles vorbereitet«. MEERWEIN (1985) weist darauf hin, daß Verleugnungen bis zu einem gewissen Sinn notwendig sind zum Ertragen einer schweren Erkrankung und sie sogar die Prognose verbessern können. Wenn aber der Patient alles Emotionale und Ängstigende leugnen muß, um sich als angstfreier, kooperativer Mensch darzustellen, kann das auch ein Zeichen für eine Schonhaltung gegenüber seinen Angehörigen, den Ärzten und dem Pflegepersonal sein. Die in Wirklichkeit vorhandenen, aber dauernd bekämpften Ängste und Traurigkeitsgefühle können mit niemandem geteilt werden, was zu einer starken Vereinsamung des Patienten führt. Depression und völliger Rückzug können die Folge sein und werden in solchen Situationen von den Pflegepersonen oft nicht verstanden, da der Patient eigentlich so »bewundernswert« mit seiner Krankheit umgeht.

Ein weiterer häufiger Abwehrmechanismus ist die *Spaltung.* Diese stammt aus einer frühen Entwicklungsphase (meist vorkommend in der zweiten Hälfte des 1. und im 2. Lebensjahr), in welchem das Kind unerträgliche Gefühle des Getrenntseins von seiner Mutter (oder anderen primären Bezugspersonen) dadurch erträglicher zu machen versucht, daß es diese in eine gute und in eine schlechte Mutter *spaltet.* Die gute Mutter ist die anwesende und bedürfnisbefriedigende, wogegen die schlechte Mutter diejenige ist, die abwesend ist und Frustrationen bereitet. Durch dieses »Manöver« kann sich das Kind vor überflutenden aggressiven Impulsen bei Frustrationen und Trennungen schützen. In einer ähnlichen Situation befindet sich der Schwerkranke. Er ist (ähnlich wie der Säugling) einerseits angewiesen auf die ihn betreuende Umwelt, Krankenschwestern, Ärzte und Familienangehörige, weil er abhängig und pflegebedürftig ist. Andererseits können all diese Personen ihn letztendlich nicht vor dem schweren Leid bewahren, ihn retten und ihn von der Krankheit befreien. Die Wut über dieses Versagen droht, wenn sie wirklich in die zwischenmenschlichen Beziehung eingebracht wird, auch noch die hilfsbereiten Menschen zu vertreiben. Auch hier bedient sich das Individuum solcher Spaltungsmechanismen. Es wählt sich Personen, die idealisiert werden und die es als *nur gut* empfindet, wogegen es in anderen Personen die *Verkörperung des Bösen* und Zerstörerischen sieht. Dies kann zum Beispiel im Pflegealltag dazu führen, daß die eine Krankenschwester derart idealisiert wird, daß der Patient sich am liebsten nur von ihr pflegen lassen möchte und dauernd ihre Nähe sucht, während eine andere Krankenschwester aus dem Pflegeteam vom Patienten verteufelt wird, indem er ihr Härte vorwirft und ihr die Schuld für allerlei Beschwerden gibt. Dieser Vorgang geschieht nicht aus bösem Willen, sondern aus der Notwendigkeit, mit so widersprüchlichen inneren Impulsen angesichts einer großen Abhängigkeit zurechtzukommen. Gerade weil diese Abwehrmechanismen im Stationsalltag so schwer zu ertragen sind, sollten sie verstanden werden, damit mit ihnen besser umgegangen werden kann. Wichtig ist dabei, daß die Mitglieder des Pflegeteams nicht ihrerseits die Spaltung verstärken, indem sie sich gegenseitig ausspielen lassen und untereinander in negativer Weise konkurrieren, sondern daß sie versuchen, die unterschiedlichen Aspekte in der Beziehung zum Patienten (z.B. Abhängigkeit vs. Autonomie) wahrzunehmen und zu integrieren.

Weiterhin sollte man wissen, daß schwerkranke Patienten – gegen jede Vernunft – für ihren körperlichen Zerfall *Scham* empfinden und auch unter *Schuldgefühlen* leiden. Es ist eine häufige innere Haltung, daß die Krankheit mit lebensgeschichtlichen Ereignissen und Konflikten verknüpft wird. Dieses Bedürfnis ist zwar rational nicht begründbar, bedeutet aber eine Art Sinngebung gegenüber dem eigenen Schicksal. Schuld- und Schamgefühle können aber dazu führen, daß Hilfestellungen beispielsweise von Krankenschwestern nicht gesucht und angenommen werden können. Besonders problematisch sind solche Gefühle bei Krankheiten wie AIDS, die durch sexuellen Kontakt übertragen werden und Folge von gesellschaftlich verpöntem Sexualverhalten sind.

Beim Umgang mit Schwerkranken und Sterbenden muß man sich vergegenwärtigen, daß Patienten gerade unter der starken Belastung in kindlichere Verhaltens- und Erlebensweisen zurückfallen (regredieren) und im Umgang gerade mit Pflegepersonen alte Beziehungsmuster wieder aufleben lassen, die meist aus der frühen Beziehung zu Elternfiguren stammen. In der psychoanalytischen Terminologie wird dieser Prozeß *Übertragung* genannt. Übertragung bedeutet, daß Elemente aus früheren Beziehungen (meistens Eltern-Kind-Beziehungen) in den erwachsenen Menschen wieder aufleben. Viele Handlungsweisen meinen dann gar nicht das reale erwachsene Gegenüber, sondern die früheren Beziehungspersonen. Solche Übertragungssituationen lösen bei der Bezugsperson emotionale Reaktionen aus: *Gegenübertragung,* die mit ihrer eigenen inneren Welt und der eigenen Vergangenheit in Verbindung steht. Solche Übertragungs- und Gegenübertragungsprozesse werden beim schwerkranken und sterbenden Patienten gerade in Beziehung zu den sehr nahen Pflegepersonen, die ja täglich mit ihm umgehen und von denen er abhängig ist, bedeutsam. Dies muß man bedenken, wenn man eine Handlungsweise oder Gefühlsäußerung des Patienten im Rahmen der realen Beziehung jetzt nicht verstehen kann. Verstärkt wird die Übertragung dadurch, daß Patienten ihre direkten Angehörigen oft schonen und ihre emotionale Welt eher in der Beziehung gerade mit Krankenschwestern ausbreiten.

Ein großes Problem ist hierbei der Umgang mit inneren *Aggressionen,* die angesichts einer nicht heilbaren Krankheit und im Verlaufe des körperlichen Zerfallsprozesses besonders stark als Thema auftreten. Der Patient erlebt, daß die von ihm noch so idealisierten Beziehungspersonen wie Ärzte und Krankenpfleger die Krankheit nicht verhindern können. Er darf aber nicht aggressiv sein gegen sie und ihnen Böses wünschen, da er ja auf der anderen Seite von deren Pflege und Betreuung abhängig ist. In diesem Dilemma werden oftmals die bereits erwähnten »frühen Abwehrmechanismen« wiederbelebt.

Ein neben der Spaltung wichtiger früher Abwehrmechanismus wird in der Psychoanalyse *Projektion* genannt. Die inneren Aggressionen werden nicht mehr als dem Selbst zugehörig erlebt, sondern der Außenwelt und insbesondere den nahen Bezugspersonen zugeschrieben. Nicht man selber ist wütend, sondern man erlebt den Beziehungspartner als Angreifer. Dies kann dazu führen, daß Patienten gerade in dem beziehungsmäßig sehr eng verflochtenen Stationsalltag bestimmte Krankenschwestern als ihre Feinde erleben, ihnen Vorwürfe machen und sich von ihnen angegriffen fühlen. Solche Haltungen können bei den Krankenschwestern, die ja eigentlich nur das Beste für den Patienten wollen, ihrerseits große Aggressionen auslösen. Werden diese Aggressionen einfach und ohne Reflexion auf den Patienten zurückgerichtet, so fühlt dieser sich in seinem Erleben der feindlichen Umwelt bestätigt. Aber eine andere Haltung kann noch schlimmer sein: Die Krankenschwester ist aufgrund ihrer Berufsauffassung nicht gewohnt, ärgerlich über Patienten zu sein, und sie gesteht sich einen solchen Ärger auch nicht zu. Sie versucht, solche Gefühle also zurückzuhalten. Dies führt entweder dazu, daß die Aggressionen nach innen gerichtet werden, meist verbunden mit depressiven Gefühlen und Vorwürfen gegenüber sich selbst, oder dazu, daß Ärgergefühle in verborgenen, unterschwelligen Akten von Feindseligkeiten an den Patienten zurückgegeben werden. Ziel dagegen wäre es, sich seiner »Gegenübertragungs«-Gefühle – auch der weniger akzeptierten Aggressionen – bewußt zu werden. Solche Emotionen können auch als eine indirekte Mitteilung verstanden werden, mittels welcher der Patient einem zeigt, wie er sich selber fühlt und mit welchen nicht akzeptierten Anteilen er zu kämpfen hat. Eine solche integrierende Sichtweise ermöglicht, wieder frei mit dem Patienten umzugehen, seine Situation und seine unbewußten Mitteilungen zu verstehen, ohne sich selbst und die eigene Gefühlswelt zu verleugnen.

Die Kehrseite der beschriebenen Dynamik wird oft dadurch ausgelöst, daß ein Patient sich bemüht, der Krankheit als bösem inneren Prozeß etwas Gutes entgegenzusetzen, indem er *gute innere Erlebensweisen* aufzubauen versucht. Dies gelingt ihm zum Beispiel durch die *Idealisierung* von Beziehungspersonen, sehr häufig von Krankenschwestern. Natürlich ist es für sie zunächst angenehmer, Objekt idealisierender und nicht aggressiver Übertragungsgefühle zu sein. Aber auch diese Idealisierungen können problematisch werden. Sie können dazu führen, daß der Patient die Krankenschwester gar nicht mehr loslassen möchte und praktisch 24 Stunden pro Tag beansprucht. Hat man die Idealisierung einmal unkritisch angenommen, so können Schuldgefühle auftauchen, weil man dem Anspruch des Patienten nicht gerecht werden kann. Man fühlt sich völlig ausgelaugt, weil man dem Patienten ja alles geben will, was er von einem erwartet, aber es doch nie genug sein wird. Auch solche Prozesse können zu depressiven Verstimmungen oder latenter Gegenaggression beim Pflegepersonal führen.

Eine weitere Gefühlsreaktion, die innerhalb der Patienten-Schwesterbeziehung oft schwer akzeptiert wird, ist der *Neid*. Der Patient erlebt sich selbst als ein in seiner körperlichen Integrität und in seinen Fähigkeiten stark reduzierter Mensch, der oftmals keine Aussicht auf Besserung hat. Gleichzeitig erlebt er die Krankenschwester als eine funktionstüchtige, gesunde Person, der vor allen Dingen das Überleben sicher ist. Problematisch ist dabei, daß solche negativen Gefühle oftmals im Rahmen der starken Abhängigkeit in der Schwester-Patient-Beziehung verpönt erscheinen und deshalb nicht offen ausgesprochen werden dürfen.

Eine besondere Belastung für Pflegepersonen stellt die Begleitung des Patienten beim *Sterben* dar. Hierüber ist viel geschrieben worden. Es gibt Autoren, die den Sterbeprozeß in typische Phasen einteilen, wie KÜBLER-ROSS (1971), die den Krankheitsverlauf in Stadien von Schock und Verleugnung, Auflehnung, Feilschen, Depression und Annahme eingeteilt hat. Man muß sich jedoch darüber im klaren sein, daß solche Stadieneinteilungen höchstens Hinweise darstellen, die vielleicht bei der Orientierung darüber hilfreich sein können, in welchem Zustand der Patient sich gerade befindet und welche Art von Begleitung und Dialog er gerade braucht. Sie dürfen keinesfalls als starre Richtlinien angewandt werden. Insbesondere kommt es darauf an, daß zwischen Pflegeperson und Patient ein Konsens über den gemeinsamen Standort besteht. Dieser Konsens muß durch dialogischen Austausch erarbeitet werden. Es wird viel darüber diskutiert, wie weit der Patient über seinen Zustand, insbesondere darüber, daß seine Krankheit zum Tode führt, aufgeklärt werden sollte. JOSEPH (1962) leitet aus ihrer psychoanalytischen Arbeit mit todkranken Patienten ab, daß diese immer über ein unbewußtes Wissen vom kommenden Sterben verfügen, unabhängig davon, ob sie auf einer bewußten Ebene dieses Wissen annehmen können. Die Autorin beschreibt ebenfalls, daß angesichts des Sterbens die Betreuungs- und Pflegeperson weniger in ihrer beruflichen Funktion, sondern mehr als reale Beziehungspartnerin vom Patienten gesehen wird. Der sterbende Patient zieht vielfach seine Energie und seine Liebesbesetzung von der Außenwelt ab und richtet sie nach innen. Dabei läuft er aber Gefahr, den Kontakt zur Außenwelt zu verlieren. Der Wunsch nach Berührung und Angefaßtwerden zeigt nach der Auffassung von JOSEPH das Bemühen, mit der Außenwelt in Kontakt zu bleiben. In der Regression des Sterbenden entsteht die Sehnsucht nach einer Vergangenheit, in der es ein Maximum an Sicherheit gab. Diese Sehnsucht, die meistens aus der ganz frühen Mutter-Kind-Beziehung abgeleitet ist, erweist sich aber nicht für jeden Patienten als unproblematisch, da nicht alle Menschen über solch gute Erinnerungen auf bewußter und unbewußter Ebene verfügen. Liebevolle Pflege und Kontakt ist bei diesem »Wiederbelebungsprozeß« in jedem Falle hilfreich. Diese ist insbesondere dann schwer zu leisten, wenn der Patient von sich aus nicht über solche guten frühen Erfahrungen verfügt.

Oft spüren Patienten, daß Trauer und Verzweiflung die Familienangehörigen stark belasten. Sie möchten sie schonen und können deshalb Verzweiflung und Furcht manchmal Außenstehenden besser zeigen, weil diese sich eben nur teilweise und aus beruflichen Gründen mit dem Patienten identifizieren. Daß die Identifizierung nur teilweise ist (was ja letztendlich eine Chance für den Patienten darstellt), kann aber für die betreuende Pflegeperson mit Schuldgefühlen verbunden und deshalb belastend sein.

Der sterbende Patient zieht sich oft weitgehend auf seine Phantasietätigkeit zurück. Er sucht die guten inneren Objekte der Vergangenheit. Fürsorge und liebevolle Pflege helfen dabei, diese verlorenen guten Objekte wieder wachzurufen und sie dem bösen inneren Anteil, den die tödliche Krankheit verkörpert, entgegenzusetzen. Gerade in solchen Situationen wird die innere Spaltung zwischen der *guten Vergangenheit* und der *bösen Krankheit* oft nach außen verlagert, das heißt, einzelne Pflegepersonen werden extrem positiv besetzt, andere werden mit dem Negativen identifiziert. Das bringt Belastungen mit sich für beide Seiten, da die positiv besetzte idealisierte Person die Forderung verspürt, möglichst den ganzen Tag beim Patienten zu sein, wogegen die abgelehnte Person sich gekränkt und zurückgesetzt fühlen kann. MEERWEIN beschreibt eine ähnliche innere *Spaltung* bei terminalen Patienten, nämlich in eine Seite, die die reale Erkenntnis von Todesnähe verkörpert, und in eine andere, die an ein Überleben glaubt. Dies kann dazu führen, daß ein Patient sehr deutlich zu erkennen gibt, daß er von seinem baldigen Sterben ausgeht, und fast gleichzeitig von Zukunftsplänen spricht. Für die betreuende Pflegeperson ist es dann wichtig, mit beiden Seiten in Kontakt zu bleiben, da beide Teile einen wichtigen Anteil des Patienten ausmachen. HAEGGLUND (1979, zitiert nach MEERWEIN 1985) sieht beim sterbenden Patienten im Zentrum der Veränderung die Trauerarbeit um den Verlust der äußeren Welt sowie des eigenen Körpers. Ersatz für das Verlorene wird gesucht in: 1. einer Intensivierung der meist idealisierten Beziehung zum Arzt oder zur Pflegeperson, 2. eine Verstärkung der Bedeutung innerer Erfahrungsgrundlagen (in psychoanalytischer Terminologie: stärkere Besetzung der inneren Objekte) sowie 3. ein Überhandnehmen innerer Phantasietätigkeit. Der Patient wendet sich also einerseits von seiner Außenwelt ab, möchte aber doch in Kontakt bleiben, indem er eine besonders stark idealisierende Beziehung zu einer Pflegeperson sucht. Dies kann für diese Person sehr problematisch sein, weil der Vorgang eine Art »Aufgesogenwerden« in die tödliche Welt des Patienten bedeuten kann. Es ist sehr schwierig, dem Patienten dann die nötige Nähe zu bieten, ohne jede Distanz zu verlieren. MEERWEIN spricht davon, daß durch den Sterbenden bei der Krankenschwester Gefühle von Insuffizienz oder Angst vor dem Hineingezogenwerden in den Sterbeprozeß ausgelöst und in der Folge Rückzugswünsche mobilisiert werden können. Er schlägt ein gemeinsames sinnvolles Tun vor, das den Sterbenden aktiv beteiligt. Hierdurch wird ein Übergangsbereich geschaffen als ein zu intensive Nähe vermeidendes, aber auch zu große Distanz verhinderndes Drittes.

Zusammenfassend läßt sich sagen: Das Wissen von den psychischen Anteilen schwerer körperlicher Krankheiten kann es erleichtern, Haltungen, Gefühle und Verhaltensweisen von schwerkranken Patienten sowie eigene Reaktionsweisen hierauf besser zu verstehen. Psychische Auswirkungen der Krankheit führen oftmals zu Erschwernissen in der Beziehung zwischen Patient und Pflegeperson, gerade angesichts des schweren körperlichen Leidens. Ziel ist es, daß Krankenschwestern auch unlogische, unbequeme und nicht nachvollziehbare Verhaltensweisen des Patienten als psychischen Ausdruck der Krankheit verstehen lernen, um so die Beziehung zum Patienten der Situation angemessen gestalten zu können.

Beziehungsthemen bei der Pflege schwerkranker Patienten

Im folgenden werden verschiedene Themen vorgestellt, die bei der Pflege schwerkranker Patienten eine Rolle spielen und die Schwester-Patient-Beziehung belasten können. Die Auswahl der Themen erhebt keinerlei Anspruch auf Vollständigkeit. Die Fallbeispiele, die zur Verdeutlichung des jeweiligen Themas gewählt wurden, entstammen Balint-Gruppensitzungen von Krankenschwestern der Ulmer Modellstation, die während der Ausbildung in »patientenzentrierter Pflege/psychosomatischer Medizin« abgehalten wurden (siehe dazu KÖHLE et al. 1980).

1. Allmacht – Ohnmacht

Die Beziehung zwischen Krankenschwester und Patient ist geprägt durch ein Ungleichgewicht. Die Krankenschwester ist in der Regel gesund und gibt im Stationsablauf den Ton an. Der Patient dagegen ist krank und auf die Rolle des im wörtlichen Sinn Erduldenden (lateinisch »patiens«) festgelegt. Aus der Unterschiedlichkeit der beiden Rollen ergibt sich ein Gefälle. Ist die Beziehungsdynamik zu starr geprägt von der Schwäche des einen und der Stärke des anderen Beziehungspartners, so entstehen leicht Allmachtsphantasien auf der einen und Ohnmachtsgefühle auf der anderen Seite. Das kann Wut erzeugen und den Wunsch des Schwachen, den starken Partner zu entwerten.

Wenn junge, vitale Krankenschwestern Patienten pflegen, die aufgrund ihrer Erkrankung körperliche Einbußen hinnehmen müssen, kann es von seiten der Patienten zu Neid-, Rivalitäts- und Konkurrenzgefühlen gegenüber den Krankenschwestern kommen. Eine Möglichkeit für solche Patienten, ihr Selbstwertgefühl zu stärken, – allerdings auf Kosten der Krankenschwester – ist, die Krankenschwester *als Frau* zu entwerten.

Fallbeispiel:
Durch eine sehr maskulin aussehende Patientin, die unter anderem an Hirsutismus (Vermännlichung) leidet, nachdem sie sich einer Totaloperation hatte unterziehen müssen, fühlt sich eine junge Krankenschwester sehr abgewertet, da sie von der Patientin immer abschätzig mit »Kleines« tituliert wird. Dies geschieht insbesondere immer dann, wenn der junge Stationsarzt, mit dem die Patientin enger in Kontakt treten möchte, in der Nähe ist.

Wie im vorausgegangenen Kapitel bereits erwähnt, können bei Todkranken verschiedene Phasen auftreten, die an Stadien kindlicher Abhängigkeit erinnern. Durch das Erleben vitaler Bedrohung regrediert der Patient zeitweise auf diese kindlichen Stufen. Das ermöglicht ihm, seine Schwäche zu akzeptieren und Hilfe anzunehmen. Dabei besteht jedoch die Gefahr, daß er die Beziehung zur Krankenschwester zu sehr mit Wünschen und Bedürfnissen überfrachtet, wie sie beispielsweise Kleinkinder gegenüber ihrer Mutter haben. Von seiten der Krankenschwester wird dieses Beziehungsmuster unterstützt, da sie sich aufgrund ihrer Rolle und Funktion als mütterlich Versorgende anbietet. Ein Problem für die Krankenschwester entsteht dann, wenn die aufkommenden Wünsche des Patienten nach Hilfe, Unterstützung und Halt maßlos werden. Sie müssen dann zwangsläufig von der Krankenschwester begrenzt oder zurückgewiesen werden. Das erzeugt Enttäuschung und Wut über die Krankenschwester und kann zu ihrer Entwertung führen.

Fallbeispiel:
Eine todkranke Patientin, die unter starken Ängsten leidet, kommt mit einer Krankenschwester ins Gespräch, in welchem über ihre terminale Erkrankung gesprochen wird. Die Krankenschwester bemüht sich dabei sehr um die Patientin, geht auf sie ein und versucht sie zu stützen. Plötzlich wird die Krankenschwester, die allein im Dienst ist, durch die Glocke in ein anderes Krankenzimmer gerufen und muß deshalb das Gespräch unterbrechen. Sie verspricht aber, sobald wie möglich wieder zu kommen. Die Patientin entgegnet darauf, daß sie nur gehen solle. Es gebe ja Wichtigeres, als mit ihr zu reden. Die Krankenschwester verläßt das Krankenzimmer, hat aber ein sehr ungutes Gefühl dabei.

Die Patientin empfindet offenbar Ärger und Enttäuschung und

entwertet das gesamte vorangegangene Gespräch und das Bemühen der Krankenschwester, ihr beizustehen. Offensichtlich erhofft die Patientin, die in großer Angst ist, von der Krankenschwester mehr als nur ein in den Grenzen des normalen Stationsablaufs mögliches Gespräch. Für sie gilt das »Alles- oder Nichts-Prinzip«. Entweder die Krankenschwester ist vollkommen für sie da, oder alle Bemühungen haben keinen Sinn. Einen Mittelweg gibt es nicht. Der Wunsch der Patientin, daß die Krankenschwester für sie möglichst umfassend präsent sein solle, erinnert an die frühe Mutter-Kind-Beziehung und an den Wunsch des Kindes nach (fast) permanenter Präsenz der Mutter.

Dieses Beziehungsmuster kann sich auch darin zeigen, daß der Patient der Krankenschwester zu verstehen gibt, nur sie allein verstünde ihn. Alle übrigen Pflegenden täten das nicht. Sie werden deshalb entwertet. Dies kann für die bevorzugte Krankenschwester eine Steigerung ihres Selbstwertgefühles bedeuten. Sie trägt damit jedoch auch eine schwere Hypothek. Der Ausschließlichkeits- und Einmaligkeitsanspruch, der damit in die Beziehung getragen wird und hohe Erwartungen setzt, kann in großen Enttäuschungen enden. Auf die anfänglichen Idealisierungen können, wenn die Krankenschwester den Wünschen des Patienten nicht gerecht werden kann, Enttäuschungen und Entwertungen folgen.

2. Autonomie – Abhängigkeit

Im Krankenhausalltag gibt es viele Situationen, in denen entschieden werden muß, welche Dinge vom Patienten noch selbst bewältigt werden können und was von der Krankenschwester übernommen werden muß. Ein zu selbständiger Patient kann der Krankenschwester das Gefühl geben, daß ihr »das Heft aus der Hand genommen« und ihr Verantwortungsbereich eingeschränkt wird. Sie ist verantwortlich dafür, daß der Stationsablauf nicht gestört wird und der Patient sich durch sein (zu) selbständiges Handeln keinen Risiken aussetzt.

Fallbeispiel:
Ein Patient, der wegen Herzinfarkt behandelt wird und jegliche Belastung meiden soll, muß zum Röntgen gebracht werden. Statt abzuwarten, bis die zu seiner Begleitung vorgesehene Krankenschwester ihn abholt, tritt er den ihm unbekannten Weg zur Röntgenabteilung allein an. Er verirrt sich und wird erst nach einer aufregenden Suche von den Krankenschwestern wieder gefunden.

Neben der Angst um den Patienten löst sein zu eigenmächtiges Verhalten bei den Krankenschwestern auch Ärger aus.

3. Ärger- und Schuldgefühle

Ärger zu empfinden und zu zeigen unterliegt im klassischen Berufsbild der Krankenschwester einem Tabu. Die Krankenschwester als Pflegende, Helfende und Umsorgende sollte »emotional neutral« sein (ROHDE 1974, Seite 296ff). Es ist jedoch illusorisch zu glauben, daß es Ärger im Krankenhausalltag nicht gebe. Krankenschwestern haben oft Schuldgefühle, wenn sie sich über Patienten ärgern und diesen Ärger auch noch zum Ausdruck bringen (vgl. VON KLITZING-NAUJOKS et al. 1992). Dies gilt insbesondere für den Umgang mit Todkranken. Der Todkranke kann seine vitale Bedrohung besser bewältigen, wenn er sich getragen und geborgen fühlt in der Beziehung zur Krankenschwester. Seine Wünsche können darauf gerichtet sein, mit ihr in symbiotischer Weise »zu verschmelzen«, ähnlich wie in der frühen Mutter-Kind-Beziehung, in welcher auch die Grenzen zwischen den Personen durchlässig sind. Er versucht so, seine Ängste vor Einsamkeit, Sterben und Tod besser zu bewältigen.

Ärger setzt Grenzen zwischen den Beziehungspartnern. Ärger entsteht zum Beispiel dann, wenn die Krankenschwester die Wünsche des todkranken Patienten nach Einfühlung und Getragenwerden nicht vollständig oder nicht sofort erfüllt.

Die Krankenschwester kann sich nicht nur durch die manifeste Äußerung von Ärger vom Patienten abgrenzen, schon ein einfaches »Nein« als Antwort auf einen Wunsch des Patienten kann Grenzen zwischen beiden Beziehungspartnern deutlich machen. Einschränkungen und Grenzen empfindet der Patient auch, wenn er die Krankenschwester als nicht einfühlsam in seine Bedürfnisse erlebt. Die Krankenschwester, die die Bedürfnisse des Todkranken nach Verschmelzung und Symbiose spürt und merkt, wie der Patient daraus Kraft schöpft, erlebt notgedrungen Schuldgefühle, wenn sie diesen Bedürfnissen nicht nachkommt.

Fallbeispiel:
Eine Krankenschwester ärgert sich über eine todkranke Patientin, da diese erwartet, daß ihr alle Wünsche von den Augen abgelesen werden. Wenn sie zum Beispiel Tee haben möchte und die Krankenschwestern ihr dieses Bedürfnis nicht angemerkt haben, fragt sie in deutlicher Vorwurfshaltung und in beleidigtem Ton, ob es denn heute überhaupt keinen Tee gebe.

Hinter der Vorwurfshaltung der Patientin steckt der Anspruch, ihren Wunsch nach Tee erfüllt zu bekommen, ohne daß sie dies explizit äußern müßte. Es steckt aber auch Ärger dahinter, da ihr diese Wunscherfüllung versagt bleibt. Die Krankenschwestern wiederum ärgern sich über die indirekte Art, in der die Patientin ihre Wünsche vorbringt. Die Patientin erwartet, daß die Krankenschwestern eigentlich wissen müßten, daß sie Tee wolle. Krankenschwestern, die der Patientin die Wünsche nicht von den Augen ablesen, geraten in die Rolle der Versagenden. Das ruft Schuldgefühle hervor.

Häufig ist es schwer für Krankenschwestern, mit Wünschen von Patienten umzugehen, die zum Teil maßlos sind oder fordernd vorgebracht werden. Da sich die Krankenschwestern allumfassend für die Pflege des Patienten in körperlichen und psychischen Belangen zuständig fühlen, fällt es ihnen oft schwer, zwischen sinnvollen und inadäquaten Wünschen, Bedürfnissen und Forderungen des Patienten zu unterscheiden. Grenzen zu setzen, indem die Erfüllung von Wünschen abgeschlagen wird, fällt schwer, weil dies von den Krankenschwestern als etwas Aggressives und gegen den Patienten Gerichtetes erlebt werden kann.

Fallbeispiel:
Eine Patientin, die sehr viel Besuch bekommt, der sie aber zu sehr anstrengt, verlangt von den Krankenschwestern, daß diese nach ungefähr einer halben Stunde den Besuchern sagen sollen, daß die Besuchs-

zeit vorbei sei. Sie selbst möchte es ihren Besuchern nicht sagen, um diese nicht vor den Kopf zu stoßen. Die Krankenschwestern ärgern sich über die Patientin, weil sie sich vorgeschoben und mißbraucht fühlen.

Die Patientin erwartet von den Krankenschwestern, als ihr »verlängerter Arm« zu fungieren und ihre Besucher wieder zum Gehen zu bewegen. Statt selbst zu ihrem Wunsch nach Beschränkung der Besuchszeit zu stehen und diesen vor ihren Besuchern durchzusetzen, sollen die Krankenschwestern für sie diese Aufgabe leisten. Sie selbst kann die Rolle der »Guten« beibehalten, während sie die Krankenschwestern zu Verbietenden und Beschränkenden macht. Die Patientin möchte damit einen Teil von sich, zu dem sie nicht stehen mag, den Krankenschwestern zuschieben.

Ärger über Angehörige

In den beiden Beispielen konnten die Krankenschwestern ihren Ärger in der Beziehung zum Patienten in mehr oder weniger offenem Ausmaß spüren. Sehr oft kommt es aber vor, daß der Ärger, der eigentlich dem Patienten gilt, auf Angehörige, Ärzte oder andere Teammitglieder verschoben wird. Dies geschieht insbesondere dann, wenn Ärgergefühle in der direkten Beziehung zum Patienten nicht zugelassen werden dürfen, wie das häufig gerade angesichts sehr schwerer Krankheit der Fall ist.

Fallbeispiel:
Zwischen den Krankenschwestern und der Mutter einer jungen todkranken Patientin entsteht eine sehr spannungsgeladene Situation. Die Mutter war von den Krankenschwestern gefragt worden, ob sie bei der Tochter die Nacht über wachen möchte, und hat dies zunächst abgelehnt. Die Krankenschwestern bestellen daraufhin eine Sitzwache. Bei deren Eintreffen ändert die Mutter ihre Meinung jedoch und will nun selbst wachen. Die Sitzwache muß wieder nach Hause geschickt werden, was viel Ärger auslöst. Dieser Situation ist vorausgegangen, daß beim Personal viel uneingestandener Ärger über die junge Patientin vorhanden war.

Es war den Krankenschwestern nicht möglich, diesen Ärger gegenüber der jungen Patientin direkt wahrzunehmen. Erst als der Konflikt mit der Mutter entstand, entlud er sich in drastischer Weise. Der angestaute Ärger wurde von der Todkranken abgespalten, da es als Tabu gilt, gegenüber Todkranken auch noch Ärger zu empfinden. Deshalb wurde er auf die gesunde Mutter der Patientin verschoben.

Ärger als Abwehr von Ängsten

Ärger wird jedoch von den Krankenschwestern nicht immer nur als etwas Negatives erlebt, das Schuldgefühle erzeugen kann. Manchmal hilft der Ärger, gerade im Umgang mit Todkranken andere noch bedrohlichere Gefühle zu verdecken.

Fallbeispiel:
Ein junger todkranker Patient wird von den Krankenschwestern als sehr aggressiv erlebt. Seine Aggressivität, die im Gegenzug bei den Krankenschwestern auch Aggressionen auslöst, wird zum Hauptthema in den Besprechungen über seinen Zustand. Von den Krankenschwestern wird dabei mehr und mehr vernachlässigt, daß der Patient an einer tödlichen Krankheit leidet und nur noch eine begrenzte Lebensdauer hat.

Indem der Ärger als Hauptthema die Krankenschwester-Patient-Beziehung prägt, wird die bedrohliche und angstauslösende Tatsache der tödlichen Erkrankung des Patienten nicht mehr wahrgenommen. So bleibt beiden Beziehungspartnern, sowohl Krankenschwester als auch Patient, erspart, sich mit der infausten Prognose des Kranken konfrontieren zu müssen. Durch den Ärger, der Grenzen zwischen den Beziehungspartnern setzt, wird eine Distanzierungsmöglichkeit zwischen beiden geschaffen. Die Krankenschwestern können diese Distanzierungsmöglichkeit für sich als Schutz benützen, um sich nicht direkt mit der tödlichen Bedrohtheit des Patienten konfrontieren zu müssen. Der Ärger schützt sie aber auch vor zu viel Identifikation mit dem noch sehr jungen Patienten, die in ihnen Angst vor dem eigenen Tod erzeugen kann.

Wenn ein Patient trotz aufopferungsvoller Betreuung und Pflege stirbt, können bei den Krankenschwestern Enttäuschungsgefühle entstehen. Diese können zu aggressiven Gefühlen gegenüber dem Patienten führen, der die Ursache für das Versagen darstellt. Wenn dann der Tod des Patienten von ihnen als Erlösung von langem, hoffnungslosem Leiden gesehen wird, mag dies nicht immer altruistische Motive haben, sondern kann auch Ausdruck eines aggressiven Impulses gegenüber dem Patienten und seinem Zustand sein (vgl. LIATOWITSCH 1993).

4. Ängste

Angst tritt insbesondere in der Beziehung zu Schwer- und Todkranken in vielfältiger Weise auf und ist für das Pflegepersonal belastend. Tagtäglich wird die Krankenschwester mit den Ängsten ihrer Patienten konfrontiert, seien dies Ängste wegen der Diagnose, Ängste hinsichtlich des weiteren Krankheitsverlaufs, der Prognose, Ängste wegen der zu erwartenden Behandlungsmaßnahmen, der antizipierten Schmerzen, aber auch Ängste vor Sterben und Tod und vor der Trennung von den Angehörigen.

Will die Krankenschwester dem Patienten gerecht werden, kann sie sich nicht gänzlich vor diesen Ängsten abschotten, sondern muß sich auf sie einlassen. Nur so kann sie dem Patienten helfen, seine Ängste besser zu bewältigen. Sie nimmt dabei wie ein »Behälter« die Ängste des Patienten auf, läßt sich davon selbst berühren, »bearbeitet« sie in sich und hilft ihm dadurch, sie zu bewältigen. Dieser Vorgang mißlingt, das heißt, die Krankenschwester kann nicht hilfreich sein, wenn sie entweder die Ängste des Patienten gar nicht an sich heranläßt oder wenn sie sie so stark aufnimmt, daß sie selbst davon überwältigt wird. Der Krankenschwester muß es gelingen, ihre eigenen aufkommenden Ängste zu bewältigen, sonst kann sie nicht psychisch intakt und arbeitsfähig bleiben. Ein ähnlicher Vorgang, angelehnt an die Mutter-Säuglings-Beziehung, wurde von BION 1990 für die psychotherapeutische Beziehung beschrieben.

Im folgenden werden verschiedene Arten und Ursachen von Ängsten dargestellt, die in der Krankenschwester-Patient-Beziehung auftreten und sie beeinträchtigen können.

Ängste aufgrund von Identifikation mit dem Patienten

Ein sehr belastender, weil Angst machender Aspekt tritt in der Pflege von Todkranken auf, wenn diese aufgrund ihres Alters, ihrer Lebenssituation oder anderer Umstände viel Ähnlichkeiten mit der sie betreuenden Krankenschwester aufweisen.

Auf der Ulmer Modellstation wurde deutlich, daß besonders viele weibliche, junge Todkranke von den ebenfalls jungen, weiblichen Pflegenden als Problempatienten in den Balintsitzungen eingebracht wurden (NAUJOKS 1988). Eine Erklärung dafür ist, daß aufgrund der hohen Identifikationsmöglichkeit der Krankenschwestern mit dieser Patientengruppe sehr viele Probleme und Ängste bei ihnen selbst wachgerufen werden. Die Krankenschwestern werden dabei mit der Frage konfrontiert: »Warum hat es die Patientin getroffen? Hätte es nicht vielleicht auch mich treffen können? Oder trifft es das nächste Mal vielleicht mich?«

Bei einer starken Identifikation mit dem Patienten kann es bei der Krankenschwester zu Schuldgefühlen gegenüber dem Patienten kommen, weil dieser sterben muß, während sie selber leben kann. Solche Schuldgefühl können abgewehrt werden, indem die Krankenschwester die Phantasie entwickelt, selbst auch die Symptome der Krankheit des Patienten zu haben (vgl. LIATOWITSCH 1993). Wenn sie selbst krank wäre, wie der Patient, gäbe es keinen Grund mehr, sich schuldig zu fühlen. Indem die Krankenschwester dieselben Symptome, wie der Patient sie hat, an sich selbst wahrnimmt, wird außerdem das »Getrenntsein« zwischen beiden Beziehungspartnern teilweise aufgehoben. Denn der bedeutendste Unterschied zwischen der Krankenschwester und dem Patienten besteht in der Tatsache, daß die Krankenschwester gesund ist, während der Patient todkrank ist. Die Aufhebung dieses Unterschiedes »vereint« beide Beziehungspartner. Es kann auch erst nach dem Tod vom Patienten zu Phantasien kommen, an denselben Symptomen wie der Patient zu leiden. Dies wäre ein Versuch, die durch den Tod vollzogene, endgültige Trennung wieder aufzuheben oder zu verleugnen. Dieser Vorgang findet sich im übrigen auch häufig bei Angehörigen von Verstorbenen.

Ängste vor eigener Krankheit und Tod, die durch starke

Identifikationen entstehen, können schon in alltäglichen Krankenschwester-Patient-Begegnungen deutlich werden.

Fallbeispiel:
Eine junge, noch gesund aussehende, aber todkranke Patientin, die unter Ängsten leidet, lehnt das ihr von der Krankenschwester angebotene Klinikenachthemd ab. Sie sagt, daß sie sich darin wie im Totenhemd vorkommen würde. Der Krankenschwester, die sich eigentlich vorgenommen hatte, auf die Ängste der Patientin vor Sterben und Tod einzugehen, verschlägt es die Sprache, und sie fühlt sich sehr unwohl in der Situation.

Die Patientin, die mit ihrer Antwort ihre geringe Hoffnung auf Gesundung zum Ausdruck bringt, hat mit ihrem noch gesunden Äußeren die Krankenschwester stark zur Identifikation angeregt. Auch die Krankenschwester ist jung und sieht gesund aus. Inwieweit aber kann sie sicher sein, daß der äußere Schein nicht trügt und sie selbst, genauso wie die Patientin, hinter einer gesunden äußeren Fassade tödlich erkrankt ist?

Angst vor Aktivitätsverlust

Wenn die Krankenschwester sich stark mit dem todkranken Patienten identifiziert, kann dies, wie oben erwähnt, auch in ihr ähnliche Ängste auslösen, wie sie der Patient erlebt. Ein schwer erkrankter Patient muß erleben, wie seine Funktionsfähigkeit und seine Aktivitätsmöglichkeiten schwinden. Als Sterbender ist er letztendlich völliger Passivität ausgeliefert. Wenn die Krankenschwester sich gefühlsmäßig auf den Patienten einläßt, steht sie in einem Spannungsfeld. Einerseits soll sie sich zusammen mit dem Patienten auf dessen Regression einlassen, andererseits muß sie aber als Krankenschwester ihre berufliche Funktions- und Handlungsfähigkeit beibehalten.

Eine Möglichkeit, dieses Spannungsfeld zu entschärfen ist, der Regression des Patienten entgegen zu wirken, indem sie von ihm Aktivität fordert.

Fallbeispiel:
Eine Krankenschwester bittet eine sehr regredierte, todkranke Patientin, ihr beim Aufwickeln ihrer Binden zu helfen. Die Patientin lehnt jedoch mit der Begründung, Schmerzen im Arm zu haben, ab.

Die Patientin, die durch den Verlust ihrer körperlichen Unversehrtheit und durch die Tatsache ihres nahe bevorstehenden Todes sehr passiv war, löste in der Krankenschwester Angst aus. Diese Angst ist für die Krankenschwester umso bedrohlicher, je mehr sie selbst auch für sich Inaktivität fürchtet und diese deshalb unter allen Umständen zu vermeiden sucht. Das »Aktivierungsprogramm« mit dem Bindenaufwickeln sollte offensichtlich helfen, den lebensbedrohlichen Zustand der Patientin nicht deutlich werden zu lassen. Denn wer noch Binden aufwickeln kann, liegt noch nicht im Sterben.

Umgekehrt können bei der Krankenschwester auch Ängste aufkommen, wenn der Patient zu aktiv wird und die Krankenschwester dadurch in eine passive Rolle gerät. Ein Beispiel hierfür ist, wenn der Patient die Kontrolle über sich zu verlieren droht.

Angst vor Kontrollverlust

Wenn der Patient die Kontrolle über sich verliert, ist die Krankenschwester seinen Impulsen ausgesetzt, seien diese nun aggressiver oder sexueller Art. Diese Problematik ist zwar besonders relevant für die psychiatrische Pflege, kann aber auch in anderen Pflegebereichen auftreten.

Fallbeispiel:
Ein verwirrter autoaggressiver Patient wird von den Krankenschwestern auf Anweisung der Ärzte am Bett fixiert. Die Frage des Patienten, warum er fixiert wird, fällt den Krankenschwestern schwer zu beantworten, weil auch sie das Fixieren als entwürdigend empfinden. Sie fühlen sich hin- und hergerissen zwischen einerseits der Notwendigkeit, den Patienten zu seinem eigenen Schutz ans Bett zu fixieren, und andererseits ihrer Beschämung angesichts der Beschränkung von Autonomie und Selbstbestimmung des Patienten.

Ein drohender Kontrollverlust auf seiten des Patienten kann beziehungsweise muß zu Zwangsmaßnahmen und Übernahme zusätzlicher Kontrollfunktionen und Verantwortung seitens der Krankenschwestern führen. Sie empfinden durch ihre Zwangsmaßnahmen, die ein Eindringen in die körperliche Selbstbestimmung und Integrität des Patienten bedeuten, Beschämung und Schuld. Dies ist für sie deshalb umso schwerer zu ertragen, weil der Patient durch die Tatsache seiner Erkrankung ohnehin schon eine Einschränkung seiner körperlichen Integrität zu erdulden hat.

Der befürchtete Kontrollverlust des Patienten löst bei den Krankenschwestern Angst aus. Denn wenn sie sich auf den Patienten und seine Gefühle einlassen, begeben sie sich in die Gefahr, auch mit der eigenen Impulsivität konfrontiert zu werden, die sie als Krankenschwestern unter Kontrolle halten müssen. Indem sie den Patienten am Bett fixieren, können sie auch die Angst vor dem Kontrollverlust bei sich selbst teilweise binden.

5. Bewältigungsversuche der Angst

Vermeidung

Im weiter oben beschriebenen Beispiel hatte die Krankenschwester die Absicht, mit der Patientin über ihre Ängste vor Sterben und Tod zu sprechen. Häufig ist es jedoch so, daß es bei der puren Absicht bleibt. Die konkrete Durchführung macht oftmals so viel Angst, daß es zu solch einem Gespräch nicht kommt. Die Beziehung zwischen Krankenschwester und Patient ist dann durch Vermeidung des Themas geprägt, das den Patienten weitaus am meisten beschäftigt und berührt. »Über den Tod reden« mag dann für die Krankenschwester bedeuten, »den Tod heraufbeschwören«. Dadurch wird zwar eine – möglicherweise notwendige – Distanz zum Patienten geschaffen, die Krankenschwester wird aber dem Patienten mit seinem Kernproblem nicht gerecht.

Idealisierung

Eine andere Möglichkeit, sich vor der Bedrohung durch die tödliche Erkrankung des Patienten zu schützen, besteht darin, den Patienten in der Rolle des Starken festzuschreiben. Ein »starker« Patient kann mit seiner Erkrankung allein fertig werden. Sein Umfeld bleibt verschont. Die Krankenschwester kann damit eventuell aufkommende eigene Ängste besser abwehren.

Die Festschreibung in die Rolle des »Starken« kann auf vielerlei Weise erfolgen. Die Krankenschwester kann zum Beispiel immer wieder betonen, wie »stark« der Patient im Umgang mit seiner Krankheit sei und wie sehr sie ihn deshalb bewundere. Es gibt aber auch indirektere Mechanismen, ihn auf die Rolle des »Starken« festzulegen.

Fallbeispiel:
Eine Krankenschwester hebt lobend hervor, daß eine Patientin, die vor kurzem erst erfahren habe, daß sie an Leukämie leide, dies ihren erwachsenen Kindern noch nicht mitteilen wolle. Sie wolle die Kinder schonen, da diese genug eigene Probleme hätten. Die Krankenschwester findet das Verhalten der Patientin auch deshalb so sympathisch, da diese sich genau so verhält, wie es ihre eigene Mutter, wäre sie in derselben Situation gewesen, auch getan hätte.

In diesem Beispiel wird deutlich, daß die Krankenschwester die »Stärke« der Patientin bewundert, die ihre Kinder vor der lebensbedrohlichen Diagnose verschonen will und diese zunächst für sich behält. Die Krankenschwester identifiziert sich mit der Rolle der Kinder der Patientin und sieht die Patientin in der Mutterrolle, indem sie deren Verhalten mit dem ihrer eigenen Mutter vergleicht. Dadurch, daß sie sich in die Rolle der Kinder versetzt, die Schonung vor der beängstigenden Diagnose der Mutter erhalten, schützt sie sich selbst auch davor. Der Patientin wird jedoch die Möglichkeit genommen, eine Gesprächspartnerin in der Krankenschwester zu finden, mit der sie über ihre Ängste reden kann. In der Rolle der Starken muß sie alles allein mit sich ausmachen.

Abgrenzung

Wie bereits erwähnt, kann der tödlich Erkrankte unter dem Druck der vitalen Bedrohung in Stadien zurückfallen, die an die Abhängigkeit eines Kindes von den Eltern erinnern. Die positive Seite dieser »Regression« ist, daß der Kranke als Schwacher Hilfe bekommen und annehmen kann. Um den Patienten verstehen und ihm wirklich helfen zu können, muß die Krankenschwester sich auf seine Ängste einlassen und sie selber bei sich auch zum Teil zulassen. Auf diese Weise ermöglicht sie ihm, seine Ängste zu verarbeiten. Wenn sich die Krankenschwester gefühlsmäßig auf den Patienten einläßt, setzt sie sich diesem regressiven Sog in gleicher Weise aus. Sie riskiert dabei jedoch, auch wie der Patient in einen Zustand zu verfallen, in welchem sie sich abhängig und hilfsbedürftig fühlt. Das bedroht ihre Autonomie und Funktionsfähigkeit als Krankenschwester. Um weiter arbeitsfähig zu bleiben, muß sie sich deshalb immer wieder vom Patienten distanzieren und abgrenzen können. Dies ist notwendig, auch wenn, wie bereits oben dargelegt, diese Distanzierung besonders bei Todkranken als etwas Aggressives gegenüber dem Patienten erlebt wird, das eigene Schuldgefühle hervorrufen kann.

II. Spezialgebiete

Kinderkrankenpflege

Die Kinderkrankenpflege ist ein eigenständiges Fachgebiet. Es gibt deshalb die Ausbildung zur Kinderkrankenschwester, die sich organisatorisch und fachlich unterscheidet von den anderen Krankenpflegeausbildungen. Säuglinge und Kleinkinder müssen ja, auch wenn sie gesund sind, gepflegt, ältere Kinder erzogen werden. Diese Aufgaben übernehmen normalerweise die Eltern. Werden Kinder krank und müssen in einem Krankenhaus aufgenommen werden, so übernimmt die Krankenschwester neben der Krankenpflege auch teilweise diese Aufgaben, und zwar für eine begrenzte Zeit im Auftrag der Eltern.

Die Kinderheilkunde und die Kinderkrankenhäuser haben sich in den letzten 20 Jahren wesentlich verändert. Früher wurde ein Kind im Spital aufgenommen und für die Zeit seines Krankenhausaufenthaltes weitgehend von seinen Eltern getrennt (bis auf die Besuchszeiten). Die Eltern gaben quasi die Betreuung und Pflege des Kindes komplett an die Institution und damit an die Krankenschwestern ab. Mit der Entwicklung der Kinderpsychologie und auch Kinderpsychiatrie und der damit verbundenen Sensibilisierung für die psychischen Bedürfnisse der Kinder wurde immer klarer, daß diese kompletten Trennungen für die Kinder je nach ihrem Entwicklungsstand schädliche Folgen hatten. So wurden im Verlauf der 70er und 80er Jahre – oftmals nach heftigen Diskussionen – die Kinderkrankenhäuser für die Eltern geöffnet. Das bedeutet, daß zwar weiterhin das Kind als der Patient gilt, die Eltern aber ermutigt und aufgefordert werden, möglichst viel in der Klinik anwesend zu sein und weitgehend auch Pflegeaufgaben an dem Kind zu übernehmen, damit ihm gerade in der schweren Krankheitszeit die Trennung von den Eltern und die damit verbundene zusätzliche Verunsicherung weitgehend erspart bleibt. Die Pädiatrie hat sich zunehmend auf die Bedürfnisse der kindlichen Psyche eingestellt. Dazu gehört auch, daß sie sich heutzutage bemüht, die stationären Aufenthalte der Kinder möglichst kurz zu gestalten. Viele operative Eingriffe werden zum Beispiel in tageschirurgischem Rahmen durchgeführt, und die Verweildauer der kindlichen Patienten wird so kurz wie möglich gestaltet. Auch bei schwereren Krankheiten chronischer Art oder in Fällen von Krebserkrankungen von Kindern wird versucht, das Kind nur so kurz wie möglich im Spital zu halten und so viel wie möglich in seiner vertrauten Umgebung zu belassen. Dies führt dazu, daß die Liegezeiten in pädiatrischen Krankenhäusern sich extrem verkürzt haben. In der Regel haben Kinderkrankenschwestern mit Kindern zu tun, die wegen einer akuten Erkrankung oftmals in einem schlechten Zustand aufgenommen werden, die sich aufgrund spezifischer Therapien dann rasch erholen und nach wenigen Tagen wieder entlassen werden können. Hiervon unterscheiden sich Kinder, die aufgrund chronischer Erkrankungen (bspw. in der Kinderonkologie) häufiger der stationären Aufnahme in eine Kinderklinik bedürfen, dort kurz- bis mittelfristig bleiben und sobald wie möglich wieder entlassen werden, dann aber oft wiederkehren. Zu solchen Kindern und ihren Familien wird die Beziehung der Kinderkrankenschwester natürlich meist sehr viel intensiver.

Im Bereich der Neugeborenenpflege haben Kinderkrankenschwestern oftmals auf Wochenbettstationen mit gesunden Säuglingen unmittelbar nach der Geburt zu tun, wobei die Mütter möglichst bald die Pflege des Kindes selbst übernehmen. Bei frühgeborenen Säuglingen oder Säuglingen mit schwereren Erkrankungen kann sich natürlich diese Aufenthaltszeit erheblich verlängern. Nur in Ausnahmefällen weisen Kinder Krankheiten auf, die eine langfristige Versorgung in der Kinderklinik nötig machen. Oftmals sind dann auch psychosoziale Schwierigkeiten dafür ausschlaggebend, daß ein Kind sich manchmal über Monate oder sogar Jahre in der Kinderklinik befindet und damit auch in ihr »aufwächst«. Hier ergeben sich dann für die Kinderkrankenschwestern neben den krankenpflegerischen auch erzieherische Aufgaben.

Die Kinderkrankenpflege unterscheidet sich also unter anderem in folgenden Punkten von der Erwachsenenkrankenpflege:

- Die Kinderkrankenschwester übernimmt auch krankheitsunabhängige Pflege- und Erziehungsaufgaben im Auftrag der Eltern.
- Die Aufenthaltsdauer und damit die Kontaktzeiten Krankenschwester-Kind sind relativ kurz.
- Die Kinderkrankenschwester muß sich im Umgang mit ihren Patienten nach dessen Entwicklungsvoraussetzungen richten.
- Die Kinderkrankenschwester hat nicht nur mit ihren kindlichen Patienten sondern auf intensive Weise auch mit deren Eltern zu tun.

Die Aufenthaltsdauer eines kindlichen Patienten hat einen entscheidenden Einfluß darauf, wie sich das Beziehungsfeld auf einer pädiatrischen Station und, damit verbunden, die seelischen Belastungen für die Kinderkrankenschwester gestalten. Eine Krankenschwester beschrieb dies in unserem Gespräch:

»Ich habe Mühe mit Kindern, die zum Beispiel von der Chirurgie kommen und eine kleine Operation hatten und nur drei Tage bleiben. Bei den meisten ist dann die Mutter auch noch so intensiv da. Es braucht so lange, bis Beziehungen entstehen, und wenn dann eine Beziehung zwischen mir und dem Kind entstanden ist, so wird es gleich wieder entlassen. Auf der onkologischen Station, auf der ich arbeite, werden die Kinder auch recht bald wieder entlassen, aber sie kommen wieder. Es mag vielleicht paradox klingen, daß ich mich manchmal freue, wenn ein Kind wiederkommt. Denn das bedeutet ja, daß es ihm schlecht geht und daß es jetzt beispielsweise wieder Chemotherapie braucht. Aber der Kontakt und die Beziehung, die ich zu einem Kind aufgebaut habe, ist mir eben sehr viel wert. Dann kann man auch sehen, wenn es Kindern wieder besser geht, und besonders freue ich mich, wenn sie in solchen Zeiten zu Besuch kommen«.

Wir wollen hier exemplarisch auf zwei Bereiche eingehen, die in der stationären Kinderheilkunde eine große Rolle spielen: die *Neugeborenenpflege* und die *Onkologie*. In diesen Bereichen soll die Problematik der kindlichen Patienten und ihrer Eltern charakterisiert werden, die daraus folgenden Aufgaben der Kinderkrankenschwestern und die damit verbundenen seelischen Belastungen. Am Ende des Kapitels soll noch grundsätzlich auf Probleme eingegangen werden, die Kinderkrankenschwestern häufig mit den Eltern ihrer Patienten haben, sowie auf mögliche

Schwierigkeiten in der Berufsidentität, wenn Kinderkrankenschwestern selbst keine Kinder haben.

1. Neugeborenenpflege

Die Kinderkrankenschwestern auf den Wochenbett-, Säuglings- und Frühgeborenenstationen haben nicht nur die Aufgaben, den gesunden oder auch kranken Säugling adäquat zu pflegen, sondern auch die Mutter und den Vater in ihrer beginnenden Elternschaft zu unterstützen. Dazu gehört nicht nur – besonders bei Erstgebärenden – die Einweisung in die Säuglingspflege, sondern auch die Unterstützung der Beziehungsaufnahme zwischen den Eltern und ihrem Kind.

Die Eltern-Kind-Beziehung in der allerfrühesten Phase ist für die weitere Entwicklung des Kindes von entscheidender Bedeutung. Sie ist aber ein nicht immer ganz störungsfreier Prozeß. Es ist ein Phänomen, daß Eltern und insbesondere Mütter meist unmittelbar nach der Geburt intensivste Gefühle in bezug auf das Kind entwickeln, obwohl der reale Kontakt ja gerade erst angefangen hat. Die Schwangerschaft ist in psychologischer Hinsicht eine wichtige Vorbereitungsphase, in welcher werdende Eltern sich meist innerlich und auch äußerlich schon sehr mit dem zukünftigen Kind beschäftigen. Sie machen sich schon Vorstellungen davon, wie das Kind aussehen wird, welche Charaktereigenschaften es haben und wie das Leben mit dem Kind sein wird. Der Übergang von der Beziehung zu dem Kind, das nur in den Vorstellungen existiert, zu dem Kind, dessen reale Existenz nunmehr beginnt, ist aber nicht immer nur harmonisch. Wer auf Wochenbettstationen arbeitet, bemerkt häufig, daß Mütter nicht nur glücklich wirken in dieser ersten Phase ihres Mutterdaseins. Depressive Symptome und Verstimmungen sind im Wochenbett besonders häufig, manchmal dauern sie nur wenige Tage oder gar Stunden, manchmal bleiben sie länger. Vielfach werden hormonelle Umstellungen für diese Stimmungsschwankungen verantwortlich gemacht. Allerdings hat dieses Phänomen auch psychische Hintergründe: Mütter erleben oftmals die Geburt als Ereignis, bei dem sie sich von der unwiederbringlichen Beziehung zu ihrem ungeborenen Kind in ihrem Bauch trennen müssen. Sie müssen es jetzt teilen, mit dem Vater, aber auch mit der Kinderkrankenschwester auf Station. Darüber hinaus ist die Geburt ein stark belastender und schmerzhafter Vorgang, der die Mütter oftmals an den Rand physischer und psychischer Dekompensation bringt. Auf einer unbewußten Ebene wird im Geburtsablauf der aggressive Teil der Eltern-Kind-Beziehung sichtbar, der immer zur Elternschaft auch gehört. Gleichzeitig stellt aber die Umwelt hohe Anforderungen an die werdenden Eltern und vor allen Dingen an die Mütter. Sie sollen sofort rein liebevolle Gefühle dem Kind gegenüber aufbringen, glücklich sein und alle Äußerungsformen des Säuglings positiv besetzen und blind akzeptieren. In keiner Phase der Elternschaft sind aggressive Gefühle, die sich auf das Kind richten, so mit Schuldgefühlen verbunden wie in dieser ersten Zeit. Gleichzeitig ist aber die Versorgung des Säuglings, seine Körperpflege, das Stillen und die körperliche Zuwendung etwas, was Eltern manchmal erst lernen müssen. Eine typische Haltung ist zum Beispiel, daß Eltern anfänglich zu vorsichtig mit dem Kind umgehen, es gar nicht richtig anfassen, weil sie Angst haben, das Kind könne unter ihren Händen Schaden nehmen. Auch hier könnte man hypothetisch sagen, daß die Eltern das Kind vor allem Aggressiven, was von ihnen ausgehen könnte, schützen wollen.

Die Kinderkrankenschwester hat in dieser sensiblen frühen Phase die Funktion einer Moderatorin. Sie muß die Bedürfnisse des Säuglings erkennen und wahrnehmen und gleichzeitig die Befindlichkeit der Eltern, vor allen Dingen der Mütter, im Auge haben. Sie muß dabei behilflich sein, kindliche Signale für die Eltern verstehbar zu machen, so daß diese an das Kind herangeführt werden können. Dazu gehört, daß sie sich sowohl auf den Säugling in seiner psycho-physischen Ganzheit als auch auf die Mutter einstellen muß. Sie muß Beziehung zum Säugling aufnehmen, diesen auch weitgehend liebgewinnen, sich auf ihn einstellen, um dann der Mutter zu ermöglichen, sich auf dem Weg der Identifikation auch mit der mütterlichen Seite der Krankenschwester zu verbinden. Dies ist sicherlich eine wichtige und schöne Seite der Säuglingspflege.

Aber irgendwo müssen auch die aggressiven Anteile in der Beziehung zwischen Eltern und ihrem Kind bleiben. Diese sind oft nicht bewußtseinsfähig, das heißt, die Eltern gestehen sich nicht ihre eigene Erschöpfung von der Geburt, ihre Rollenunsicherheit, ihren Ärger über die nächtliche Ruhestörung etc. wirklich ein. Und wie so oft, wenn unbewußte Regungen Schuldgefühle machen und deshalb nicht bewußt wahrgenommen werden dürfen, werden sie auf »Nebenkanäle« abgeführt. So können der Ärger und die negativen Gefühle auf die direkte Umgebung, in diesem Fall die Kinderkrankenschwester umgelenkt werden. Wenn eine Mutter ein gesundes Kind bekommt, so wird sie sehr rasch die Betreuung des Kindes selbständig übernehmen können. Wenn aber das Kind krank oder frühgeboren ist und deshalb längere Zeit auf einer entsprechenden Station bleiben muß, entstehen häufig Konflikte zwischen den Eltern und den Kinderkrankenschwestern, die aus den unbewußten und aggressiven Aspekten der Eltern-Kind-Beziehung zu erklären sind. Eltern, mit denen man doch anfangs so gut kooperiert hat, können dann plötzlich Konflikte suchen, die Krankenschwester attackieren und kritisieren. Aber auch umgekehrt kann es passieren, daß Krankenschwestern plötzlich diese oder jene Mutter zu anspruchsvoll finden, zu unbeholfen, zu besorgt oder zu nachlässig dem Säugling gegenüber.

Beide Seiten, sowohl Krankenschwester als auch Eltern wollen den *Säugling* vor ihren aggressiven Impulsen schützen. Je mehr diese Seite der Beziehung gedanklich nicht zugelassen werden darf, um so größer ist die Gefahr, daß die Aggressionen zwischen den Eltern und den Krankenschwestern wirksam werden. Dies ist sicher für eine Krankenschwester eine nicht unerhebliche psychische Belastung, weil es zu ihrem beruflichen Anspruch gehört, eine positive Beziehung sowohl zum Säugling als *auch* zu den Eltern aufbauen zu wollen. Deshalb gelingt es nicht immer, auch die aggressiven Seiten im Beziehungsgefüge Säugling-Eltern-Krankenschwestern zu integrieren.

Natürlich darf in diesem Dreieck auch nicht der Säugling unbesehen bleiben. Es ist nicht so, daß Säuglinge nur liebenswerte Wesen sind. Im Gegenteil gehen von ihnen oft recht aggressive Impulse aus. Sie schreien, halten sich nicht an Fütterungsrhythmen, lassen sich oftmals nicht zufriedenstellen, verweigern die Brust und steigern sich manchmal in wütende Erregung hinein. Es wird wohl kaum eine Krankenschwester geben, die nicht bei einer vollbelegten Säuglingsstation nachts manchmal an den Rand ihrer Kräfte gerät, wenn sie alle Säuglinge füttern soll und manche eben nie zufrieden sind. Wenn dann gleichzeitig noch Vorwürfe von den Eltern kommen, daß ihr Kind nicht rechtzeitig und ausreichend versorgt worden sei, kann aus dem Beziehungsgefüge rasch ein explosives Gemisch werden. Dies endet oft in gegenseitigen Vorwürfen und ist meist verbunden mit Schuldgefühlen, weil es für eine Kinderkrankenschwester schwer ist, die eigenen Ärgergefühle zu akzeptieren.

Kinderkrankenschwestern übernehmen je nach Gegebenheit mehr oder weniger Pflegeaufgaben an dem Säugling. Eine Kinderkrankenschwester, die in der Säuglingspflege ihre Aufgabe ernst nimmt, wird versuchen, sich auf vorsprachlichen Ebenen in den Säugling hineinzuversetzen, seine Bedürfnisse zu ergründen und ihn möglichst gut zufrieden zu stellen. Dies geht nur, wenn man sich auch emotional auf den Säugling einstellt und in eine Art Symbiose mit ihm gerät, in welcher fast instinktiv die Bedürfnisse des anderen wahrgenommen und einer Befriedigung zugeführt werden. Dies sind intensive Beziehungsprozesse, weil sie auf einer Ebene stattfinden, wo Sprache, Denken und Rationalität kaum eine Rolle spielen, sondern vielmehr Gefühle, Mütterlichkeit und intuitive Einstimmung. Sie können nur gelingen, wenn die Kinderkrankenschwester im entscheidenden Moment den Säugling auch tendenziell so liebt, wie es eine Mutter tun würde. Aber diese Einstellung auf den Säugling und seine Bedürfnisse ist nur eine temporäre, eine, die sehr kurze Zeit dauert. Die Kinderkrankenschwester darf ihre *zweite Aufgabe* nicht vergessen, die darin besteht, die wirkliche Mutter an das Kind heranzuführen. Sie muß sich also auf das neugeborene lebende Wesen einlassen und sich fast schon gleichzeitig nach und nach aus der Beziehung wieder herausnehmen. Den meisten Kinderkrankenschwestern wird dies begreiflicherweise schwerfallen, wenn sie etwa finden, daß dies oder jenes Kind sie besonders anspricht und daß sie gleichzeitig den elterlichen Umgang mit dem Kind gar nicht so positiv findet. Es besteht die Gefahr, daß Rivalitäten entstehen zwischen den Krankenschwestern und den Eltern, die – wenn sie nicht bewußt gemacht und verarbeitet werden – die Kooperation natürlich nachhaltig stören können. Lange Zeit haben die Kinderspitäler und die Krankenschwestern dieses Problem dadurch gelöst, daß sie den Eltern weitgehend den Zugang zu ihrem Kind während des stationären Aufenthalts verwehrt haben. In der modernen Kinderkrankenpflege ist der Anspruch aber anders: Die Kinderkrankenschwestern sollen den Kontakt zwischen den Eltern und ihrem Säugling *fördern*. Wenn dieser Anspruch nicht auf Kosten der Krankenschwester gehen soll, muß gerade auch der aggressive und konflikthafte Teil dieser Aufgabe bewußt gemacht und auch akzeptiert werden.

Eine verständliche, aber sicher für die Sache problematische Reaktionsweise vieler Kinderkrankenschwestern auf diese Beziehungskonflikte besteht darin, ihre Ärgergefühle zu unterdrücken, indem sie sich *zu* liebevoll und perfekt um den Säugling kümmern. Es entsteht dann eine Dynamik, in der die Kinderkrankenschwester wie eine perfekte Mutter handelt, die Eltern sich daneben aber in allem, was sie tun, negativ und unbeholfen vorkommen. Für die Eltern bedeutet das oft, daß sie wenig Selbstvertrauen erlangen und sich nach der Entlassung extrem unsicher fühlen. Eine gegenteilige Haltung der Kinderkrankenschwester wäre genauso gefährlich: Da sie merkt, daß sie mit ihrer großen Liebes- und Hilfsbereitschaft doch nicht so viel erreicht, wie sie das gerne möchte, resigniert sie und kümmert sich emotional überhaupt nicht mehr um das Kind. Die hochkomplizierte, emotional und fachlich sehr viel erfordernde Aufgabe besteht darin, sich so viel und intensiv gefühlsmäßig auf das Kind einzustellen, wie dies in seiner jetzigen Situation nötig ist, und sich auch wieder so weit von dem Säugling abzugrenzen, wie es erforderlich ist, um nicht den Eltern den Zugang zu ihrem Kind zu erschweren. Wenn die Kinderkrankenschwester dann nicht in der Lage ist, auch mit ihren in solchen Situationen entstehenden Ärgergefühlen, Kränkungen und Enttäuschungen umzugehen, kann sie auch den Eltern nicht den Umgang mit negativen Gefühlen gegenüber ihrem Kind erleichtern.

Die Anforderung an die Persönlichkeit der Säuglingsschwester und die psychische Belastung bei ihrer Arbeit ist lange Zeit nicht ausreichend erkannt worden. Wie an vielen Stellen in der Medizin hat man die Ausbildung im technischen Umgang mit der Krankheit perfektioniert. Moderne Frühgeborenen-Intensivstationen sind heute in der Lage, mittels ausgefeilter Diagnostik, Therapie und Technik Kinder mit niedrigsten Geburtsgewichten am Leben zu erhalten und sie auch soweit gedeihen zu lassen, daß sie ohne größeren Schaden überleben. Dagegen hinkt die Ausbildung sowohl der Ärzte als auch der Kinderkrankenschwestern in dem so wichtigen Gebiet der Psychoprophylaxe weit hinterher, und oftmals sind die Beteiligten auf der psychischen Ebene überfordert angesichts der intensiven emotionalen Prozesse, die innerhalb der Beziehungen zum Säugling und seinen Eltern ausgelöst werden.

2. Pflege schwerkranker Kinder/Kinderonkologie

Die psychische Situation des krebskranken Kindes

Beim Umgang mit Kindern, die vom Tode bedroht sind, muß natürlich deren jeweiliger Entwicklungsstand und auch die Situation im familialen Beziehungsfeld berücksichtigt werden. Zunächst einmal muß man sich vergegenwärtigen, welches Verständnis das jeweilige Kind von der Krankheit, der Todesbedrohung und dem Tod hat.

> Das Todeskonzept von Kleinkindern und Kindern im Vorschulalter ist noch sehr geprägt von der relativen Unreife in der Entwicklung des Kindes. Das Kind hat meist noch keine feste Vorstellung von dem, was Tod bedeutet, von seiner Unvermeidlichkeit und von der Endlichkeit des Lebens. Kinder in diesem Alter beschäftigen sich schon mit dem Tod, beziehen diesen aber meist auf andere Menschen, in Angstvorstellungen etwa auf ihre Eltern. Außerdem hegen sie oft die Illusion, daß der Tod rückgängig gemacht werden könne (Wiederaufwachen wie im Märchen), und haben Allmachtsphantasien, den Tod besiegen zu können. In der Latenz (Schulalter bis zur beginnenden Pubertät) wird die Vorstellung vom Tod als einem objektiven Tatbestand klarer und bewußter. Die Kinder beginnen sich mehr auch mit ihrer eigenen Sterblichkeit auseinanderzusetzen. Aber häufig haben sie die Phantasie, daß der Tod im Grunde eine Bestrafung ist für Übertreten von

Geboten und für unerlaubte Handlungen. Diese Vorstellung hängt eng mit der Entwicklung von Schuldgefühlen zusammen, stellt allerdings auch eine Abwehr dagegen dar, den Tod als unausweichlich zu akzeptieren. Wenn der Tod eine Bestrafung darstellt, so ist man selber an ihm schuld, könnte ihn dann also auch verhindern, wenn man sich nur an die meist von den Eltern gesetzten Regeln hielte. Erst im Jugendalter sind die verstandesmäßigen Mittel vorhanden, um sich mit dem Tod als einem grundsätzlichen menschlichen Schicksal zu befassen. Diese Entwicklungszeit ist ohnehin geprägt von sehr viel Veränderung und einem großen Wechsel von Funktionsweisen in der Persönlichkeit. Es gibt darum auch durchaus Phasen im Jugendalter, in denen sich die Betroffenen überhaupt nicht mit dem Tod beschäftigen, ihn verleugnen oder in kindlicher Weise sich über ihn allmächtig fühlen, und wieder andere, in denen die Beschäftigung mit dem Tod fast übermächtig und Ausdruck eigener depressiver Gefühle ist. Auf jeden Fall stellt die Sterblichkeit für einen Jugendlichen, der sich gerade erst an der Schwelle zum Erwachsenenalter fühlt, eine starke Kränkung dar. (Über die entwicklungspsychologischen Aspekte des Todes s. BÜRGIN 1978.)

Spätestens im Schulalter, aber vor allen Dingen auch im Jugendalter ist das Todeskonzept und die Vorstellung vom Tod verbunden mit dem Thema Angst. Wenn man sich zusammen mit einem Kind mit dem Tod beschäftigt, so muß man sowohl dessen verstandesmäßigen Voraussetzungen als auch seine gefühlsmäßige und seelische Entwicklung berücksichtigen. Wenn das Todesverständnis von einem Kind verzerrt ist, so kann das zu einen an einem Mangel an Kenntnissen und Wissen liegen, zum anderen kann aber diese Verzerrung auch einen Abwehrprozeß angesichts schwerwiegender innerer Konflikte anzeigen (vgl. ORBACH et al. 1985).

Wenn ein Kind unter einer schweren, potentiell tödlichen Krankheit leidet, so hat dies einen erheblichen Einfluß auf die bewußten und unbewußten Vorstellungen vom Tod. Dieser Einfluß kann wechselnd und manchmal auch widersprüchlicher Natur sein. Es kann zum Beispiel sein, daß ein Kind in seiner Entwicklung »zurückfällt«, plötzlich sich selber schuldig an der tödlichen

Bedrohung fühlt, obwohl es von seinem Entwicklungsstand her ein viel objektiveres Todesverständnis haben müßte. Andererseits kann es aber auch viel weiter in seinen Vorstellungen vom Tod sein. So kann etwa ein 4-jähriges leukämiekrankes Kind durch Zeichnungen oder symbolische Spiele zu erkennen geben, daß es von der Unausweichlichkeit seines eigenen Todes überzeugt ist. Schwerkranke Kinder reden von sich aus oftmals nicht über ihre Vorstellungen vom Tod, beschäftigen sich aber sehr viel damit. Im Umgang mit solchen Kindern ist es notwendig, sich ein Bild von der Entwicklungssituation des Kindes zu machen und zu verstehen, wie dieses Kind über den Tod denkt.

Bei der tiefenpsychologischen Untersuchung von leukämiekranken Kindern (vgl. BÜRGIN 1978) hat sich herausgestellt, daß die meisten von ihnen unabhängig von ihrem Entwicklungsstand Kenntnis hatten von der von ihrer Krankheit ausgehenden vitalen Bedrohung, wenn auch nicht immer auf einer bewußten Ebene. Bei Kindern unter dem 5. Lebensjahr wird dieses Wissen selten sprachlich geäußert, kommt aber oft im Spiel zum Ausdruck. Dieses »Wissen« löst natürlich starke Gefühle von Wut und Trauer aus, die aufgrund ihrer Unerträglichkeit oftmals verdrängt werden müssen. Meistens hat sich während der Remission einer solchen Krankheit diese Verdrängung fest etabliert. Die starken Affekte und die damit verbundenen Impulse leben dann bei diagnostischen Untersuchungen während der Remissionsphase und bei dem Auftreten eines Rezidivs meist recht stark wieder auf. Das kindliche Ich geht je nach seiner Funktionsfähigkeit mit diesen schwer erträglichen Affekten um. Auch ein Kind, das äußerlich brav und angepaßt wirkt, muß innerlich viel Energie aufbringen, um gerade die aggressiven Impulse angesichts der Krankheit abzuwehren und ihnen nicht in der Motorik oder im Gesamtverhalten Ausdruck zu verleihen. Es liegt meist daran, daß die Kinder unter einem starken Druck innerer und äußerer Verbote stehen (äußerlich durch die Eltern oder innerlich in ihrer Phantasie), die sie nicht übertreten möchten, um ihre Lage nicht noch mehr zu verschlechtern. Noch viel stärker als der erwachsene Patient neigt das Kind dazu, angesichts der Bedrohung zu regredieren, das heißt, es fällt zumindest teilweise auf emotionale Entwicklungsebenen zurück, die es zuvor schon überwunden hatte, oder bleibt auf einem Entwicklungsniveau stehen, obwohl es altersgemäß eigentlich reifen müßte. Diese Regressionen können bis zu einem gewissen Ausmaß der Entlastung der eigenen Person dienen, sie können andererseits aber auch die eigene Befindlichkeit und das Funktionsniveau verschlechtern. Eine Möglichkeit einer solcher Regression besteht etwa darin, daß ein Jugendlicher versucht, sich die Krankheit als Folge eigener Übertretungen, unerlaubter Handlungen oder ähnlichem zu erklären. Eine solche Erklärungsweise würde eigentlich eher dem Niveau eines kleineren Kindes entsprechen. Es kann also durchaus geschehen, daß ein Kind aufgrund seiner Krankheit auf einer Ebene, beispielsweise der verstandesmäßigen, schon sehr viel reifer wirkt als seine Altersgenossen, auf anderen Ebenen oder gerade in seinen bewußten und unbewußten Phantasien sehr kindliche Erklärungsarten favorisiert. Der Umgang mit einem solchen Kind oder Jugendlichen ist dann nicht einfach, weil das Niveau, auf dem man Kontakt mit ihm suchen sollte, stets wechselt, und man dauernd den emotionalen Zustand des einzelnen Patienten begreifen muß.

Ein wesentlicher Gesichtspunkt beim emotionalen Umgang mit schweren und potentiell tödlichen Erkrankungen bei Kindern und Jugendlichen ist der Umgang mit Angst. Angst ist ein Gefühl, das angesichts der Todesbedrohung völlig normal und auch realitätsgerecht ist. Aber Angst hat meistens auch noch eine weitere sehr individuelle Seite. Verbunden mit der real verständlichen Angst, können Ängste aus früheren Entwicklungsphasen wieder mobilisiert werden, die längst verarbeitet schienen, manchmal aber nur unmittelbar unter der Oberfläche lauerten. Wenn man mit der Angst eines Kindes angesichts einer solchen Erkrankung umgeht, so sollte man sich sowohl den realen Anteil der Angst als auch dessen individuellen, oftmals unbewußten Anteil vergegenwärtigen. Hierzu muß man einen recht intensiven Zugang zum Kind suchen, es kennen und verstehen lernen. Die jeweilige Angstsituation des Kindes ist natürlich sehr stark abhängig von seiner eigenen Entwicklungsgeschichte und von der Beziehungsgeschichte zu den primären Bezugspersonen, meist den Eltern. Fällt das Kind beispielsweise auf eine sehr frühe Entwicklungsstufe zurück, in welcher es möglicherweise schlechte Erfahrungen gemacht hat (vielleicht im Säuglingsalter durch eine nicht immer sichere Betreuung durch die Eltern), so können diffuse Vernichtungsängste aufkommen, die aus einer vorsprachlichen Zeit des Kindes stammen und von seiner damaligen völligen Hilflosigkeit zeugen. Sind alterstypische Konflikte im Kleinkindalter nicht ausreichend bearbeitet geblieben, in deren Rahmen das Kind triebhafte sowohl liebende als auch aggressive Impulse auf die Eltern richtete, so können Vorstellungen von Verstümmelungen und Kastration im Rahmen der Krankheit wieder aufleben, die längst verarbeitet schienen. Hat es im Laufe der Entwicklung Schwierigkeiten in den notwendigen Loslösungsphasen von den Eltern und in der Individuation gegeben, so kann die schwere Erkrankung massive Trennungsängste hervorrufen. Fällt das Kind auf eine kleinkindliche Stufe zurück, in welcher es eigene vor allen Dingen aggressive Impulse nicht ertragen konnte und deshalb nach außen verlegte, sozusagen in das Elternobjekt hinein, so kann es seine angesichts der schweren Krankheit aufkommende Wut so verarbeiten, daß es sich verfolgt und bestraft fühlt. Dies sind völlig unbewußte Vorgänge, die aber großen Einfluß auf das Verhalten des Kindes und seine Kooperation mit den Krankenschwestern und den Eltern haben. Wichtig ist auch zu sehen, daß Kinder oftmals verschiedene dieser Mechanismen aufweisen, die sehr leicht wechseln können und es oft schwer machen, sich zu orientieren (zum Krankheitserleben vergleiche auch SCHEYTT-LEMPP 1984).

Aufgaben der Krankenschwester bei der Betreuung krebskranker Kinder

Bei den bisher beschriebenen Abläufen und Verarbeitungsweisen ist ein erkranktes Kind angewiesen auf ein Beziehungsnetz, das es hält und unterstützt. Gerade angesichts der großen Belastungen braucht es eine vertrauensvolle und gefühlsmäßige Konstanz in der Beziehung. Meistens sind es die Eltern, die dem Kind als Gesprächs- und Beziehungspartner dienen. Aber die Eltern sind oft selbst stark betroffen von dem Leiden des Kindes und von der möglicherweise schlechten Prognose. Es gibt immer wieder Momente, in welchen die Eltern dann nicht mehr in der

Lage sind, dem Kind als wichtige Dialogpartner zur Verfügung zu stehen. Dann müssen andere, oftmals professionelle Betreuer diese Aufgabe übernehmen. Häufig sind das die Krankenschwestern, weil sie dem Kind neben den Eltern am nächsten stehen und aufgrund der Betreuungskontinuität die Notlage des Kindes erkennen können.

Eine Hauptaufgabe besteht dann darin, dem Kind in der Regulation seiner Ängste behilflich zu sein. Manchmal ist dies leicht möglich und mit Hilfe kreativer Aktivitäten wie Spielen oder Zeichnen sogar für beide Seiten sehr bereichernd. Wenn aber der Beziehungspartner des Kindes diesem signalisiert, daß er auch bereit ist, schwierige Gefühle auszuhalten, so kann das schwerkranke Kind die Beziehung nutzen, um beispielsweise aufgestaute Wut abzuführen. Dies kann sich in Anklagen und Vorwürfen äußern oder auch in Kränkungen und Rückzug, was für die Krankenschwester schwierig ist und viel Geduld erfordert. Vor allen Dingen ist es dann wichtig, daß man gerade angesichts wütender Affekte nicht *gegenagiert,* sondern daß man versucht, die destruktiven Gefühle des Kindes aufzunehmen, aber auch abzumildern. Gerade in der *Sterbephase* kann ein Kind dazu neigen, eine wichtige Bezugsperson wie die Krankenschwester beziehungsmäßig nahe an sich heranzuziehen, um sie dann wieder resigniert und auch achtlos wegzustoßen. Dies erfordert für eine Krankenschwester, die sich sehr auf das Kind eingelassen und mit ihm identifiziert hat, eine große psychische Flexibilität und Stabilität.

BÜRGIN (1985) beschreibt hierzu ein eindrückliches Fallbeispiel:

»Hans, ein 9jähriger Knabe mit einer akuten myeloischen Leukämie, die praktisch therapie-resistent blieb, war vom Vater schon lange ausersehen, das elterliche Geschäft zu übernehmen. Der Mutter galt er als Ersatz des oft verreisten Ehemannes. Beide Eltern fühlten sich außerstande, ihrem Kind in der Sterbephase gefühlsmäßig wirklich beizustehen, wollten sie nicht selbst psychisch zusammenbrechen. Hans aber war, ohne eine tiefe Zweierbeziehung, schlimmen Kindheitserfahrungen wie wehrlos ausgeliefert, was sich in schweren Angstzuständen und einer katatonieformen Isolation während des Beginns seiner Hospitalisation ausdrückte. Eine junge Krankenschwester der Abteilung konnte als ganztägige Betreuerin gewonnen werden. Im zunehmend sich vertiefenden Dialog mit seiner Betreuerin kamen viele Ängste zum Ausdruck und fanden dadurch eine merkliche Minderung. Das katatone Zustandsbild wich einer Regression, welche einen besseren emotionalen Austausch gestattete und dadurch im Vergleich zum Vorzustand beinahe harmonisch wirkte. Auch als Hans durch cerebrale Blutungen schwerst beeinträchtigt war, erhielt er sich die bedeutungsvolle Beziehung noch bis zu seinem Tode, der vier Monate nach der Diagnosestellung seiner Krankheit eintrat. Die Krankenschwester allerdings brauchte nach dem Tod von Hans psychiatrische Hilfe bei der Trauerarbeit, da ihr unversehens bewußt geworden war, daß Hans in ihrem Erleben die Stelle ihres 5jährigen Bruders einnahm, den sie als 14jährige verloren hatte.«

Wenn jedoch die betreuende Krankenschwester einem Kind signalisiert, daß sie durch dessen unliebsame Gefühle erschreckt und geängstigt ist, wird das Kind häufig diese Gedankeninhalte und Gefühle zur Schonung auf Personen verschieben, von denen es nicht unmittelbar abhängig ist. Ein Preis für solche Verschiebungen oder auch Zurückhaltungen kann eine große Einsamkeit des Kindes auf seinem schweren Weg sein. Läßt sich aber die Krankenschwester auf die Gefühlswelt des Kindes ein, so kann hieraus ein bedeutungsvoller und für das Kind bereichernder Dialog entstehen. Es ist jedoch auch wichtig, daß die Krankenschwester sich nicht zu sehr und zu tief mit dem Kind identifiziert, weil sie sonst zu schnell selbst geängstigt wird und damit als beruhigender Gesprächspartner ausfällt. Die Krankenschwester muß bereit sein, auch in der Beziehung *aggressive Spannungen* zu ertragen und mit diesen angemessen umzugehen. Hierzu benötigt sie ein gutes Stück *Selbsterfahrung*.

Ein zusätzliches Erschwernis und eine seelische Belastung für die Krankenschwester stellt die Tatsache dar, daß sie diese Funktionen und Beziehungsarbeiten ja nur als Ersatz für die Eltern leistet, wenn diese wegen eigener Belastungen dazu nicht in der Lage sind. Das heißt, daß die Beziehungsarbeit der Krankenschwester nur *temporär* ist. Sie muß sich also sehr auf das Kind einlassen, um sich dann taktvoll wieder zurückzuziehen, wenn die Eltern ihre Funktionen diesbezüglich wieder übernehmen können. Das heißt auch, daß die Krankenschwester die schwierige Aufgabe erfüllen muß, sich partiell mit dem Kind zu identifizieren, sich zeitweise voll auf das Kind einzulassen, um sich auch an wichtigen Punkten wieder zurückziehen zu können. Hierzu braucht es sehr viel psychische und beziehungsmäßige Flexibilität. Es muß *psychische Arbeit* geleistet werden, die manchmal schwerer ist als die körperliche Arbeit in der Pflege.

Umgang mit dem Sterben

Angesichts einer lebensbedrohenden Erkrankung beschäftigen sich vor allen Dingen die Eltern des Kindes sehr viel mit dessen möglichem zukünftigen Sterben. Das Sterben eines Kindes bedeutet für die Eltern eine endgültige Trennung, ein Aufgeben von Zukunftshoffnungen und Erwartungen. BÜRGIN (1985) spricht in diesem Zusammenhang von der *»antizipatorischen Trauer«*. Diese bedeutet, daß Eltern sich bereits weit im Vorfeld eines möglichen Todes ihres Kindes mit dessen Verlust beschäftigen und psychisch auf ihn reagieren. Diesen Prozeß teilt BÜRGIN in drei Phasen ein, nämlich der zunächst eintretenden *traurigen Verstimmung,* der darauffolgenden *Wut* und letztendlich der *Neuorientierung.* Wut als Gefühl gegenüber einer geliebten Person, die man verlieren wird oder verloren hat, ist besonders schwer erträglich, andererseits aber auch unumgänglich, wenn man den Verlust verarbeiten möchte. Immerhin geht mit dem zukünftigen Sterben etwas verloren, was man eigentlich nicht aufgeben möchte, von dem man glaubt, daß es einem zusteht. Es stellt einen Schicksalsschlag dar, der einen ungerechter Weise ereilt.

Wenn sich Krankenschwestern intensiv in die Beziehung zu den kindlichen Patienten eingelassen haben, ist es auch für sie notwendig, den möglichen Verlust antizipatorisch, vorwegnehmend, zu betrauern. Daß auch das mit Wutgefühlen und Ärger verbunden sein kann, beschreibt eine Kinderkrankenschwester in unserem Gespräch:

»Ich finde es am schlimmsten, wenn man zum Beispiel sieht, daß ein Tumor nicht zurückgeht und daß man gar nichts machen kann. Es gibt dann schon immer wieder Situationen, wo ich wütend bin und denke: Das ist ungerecht. Das Kind ist in einer so schönen Familie, es ist so aufgehoben. Und trotzdem stirbt es jetzt. Auf der anderen Seite gibt es Familien, die möchten ihre Kinder nicht und schieben sie irgendwo ab. Und in diesen Familien läuft dann alles gut. Das ist so irrational. Eine Patientin, die ich gepflegt habe, ist jetzt gerade gestorben. Sie ist nicht an der Grundkrankheit gestorben, sondern letztendlich an einer Infektion. Das empfinde ich als so ungerecht. Es hat mir sehr zu schaffen gemacht, weil ich sie ja auch schon so lange kenne. Sie wäre jetzt 10 Jahre alt.«

Es ist sowohl für die Eltern als auch für die Krankenschwester gar nicht so einfach, Wutgefühle angesichts eines Verlustes zu verarbeiten. Unbewußt können sich diese Gefühle durchaus auch auf das Kind richten, dessen Krankheit ja eigentlich den Verlust herbeiführt und dessen Infektion beispielsweise auch das Versagen der therapeutischen Anstrengungen herbeiführt. Aber solche Gefühle sind meistens nicht bewußtseinsfähig. Die Wutgefühle müssen sich aber ihre Bahn schlagen. Im ungünstigen Fall werden sie auf die eigene Person gerichtet, was meist in schweren *Schuldgefühlen* zum Ausdruck kommt. Sie können sich auch auf die Außenwelt, auf andere Patienten, auf Eltern oder Mitarbeiter im Pflegeteam richten. Es werden dann Vorwürfe gemacht wegen kleinerer unbedeutender Fehler bei der Arbeit oder Ungeschicklichkeiten. Oder es entsteht eine Wut auf die Familien, deren Kind überleben darf und die es ja eigentlich gar nicht verdienen.

Eine *Neuorientierung* ist für die Eltern, aber auch für das Schwesternteam, von großer Bedeutung. Die Eltern müssen sich nach dem Tod ihres Kindes ihrem eigenen Leben wieder zuwenden können und den oftmals auch sehr leidenden Geschwistern. Das Schwesternteam muß den schmerzlichen Verlust eines von ihnen mit großer Liebe betreuten Kindes verkraften, auch um für die weiteren Aufgaben funktionstüchtig zu bleiben. Je besser der Prozeß der antizipatorischen Trauer vollzogen wurde, um so besser kann man dann mit dem eigentlichen Sterben umgehen. Jedoch bedeutet Sterben, und ganz besonders das Sterben von Kindern, immer auch die Auseinandersetzung mit der *eigenen Sterblichkeit*. Das bringt Angst mit sich, mit der gar nicht so einfach umzugehen ist.

Eine Kinderkrankenschwester beschreibt dies in unserem Interview:

»Ich habe jetzt weniger Angst beim Sterben eines Patienten als beim ersten Mal. Man setzt sich unheimlich viel mit seinem eigenen Sterben auseinander. Ich sage mir: So wie ich mir mein Sterben wünschen würde, so versuche ich es auch für den Patienten einzurichten. Wenn ich für ihn nur einen Bruchteil dessen gemacht habe, was ich mir für mich selber wünsche, dann habe ich auch keine Angst mehr. Natürlich habe ich auch immer Angst, wenn ich in der Nachtwache allein bin und einen Patienten habe, dem es schlecht geht und der sterben könnte. Es ist aber nicht so, daß ich jetzt meine, daß ich die Situation nicht meistern könnte, oder daß ich denke, versagen zu können, sondern es ist ein ganz unbestimmtes Gefühl. Aber das wird immer sein, weil man ja auch letztendlich gar nicht weiß, wie es jetzt bei dem Patienten laufen wird. Kann ich für den Patienten die Situation erträglich gestalten, dann hilft es mir, nachher keine Angst mehr zu haben.

Es hilft auch viel, über die Angst zu reden, auch mit den Eltern. Ich habe da keine Hemmungen einer Mutter zu sagen, daß ich auch Angst habe. Das können die Eltern auch ganz gut annehmen. Es kommen immer wieder die Fragen seitens der Eltern: ›Wie wird das Kind sterben? Ich habe Angst davor.‹ Man kann da schon auch zeigen, daß man selbst in sich drin auch Angstgefühle hat. Dieses Angstgefühl wird immer bleiben, denn es ist die Angst vor dem eigenen Sterben.«

3. Umgang mit den Eltern

Kinderkrankenschwestern haben viel mehr als ihre Kolleginnen in der Allgemeinen Krankenpflege mit der gesamten Familie ihrer Patienten zu tun, vor allem mit den Eltern. Die von ihnen betreuten Kinder befinden sich auf den unterschiedlichsten Entwicklungsstufen und sind mehr oder weniger abhängig von ihren primären Betreuungspersonen. Eine der wesentlichsten Neuerungen und Verbesserungen in den Kinderkrankenhäusern innerhalb der letzten 20 Jahre ist der meist unbeschränkte Zugang von Eltern zu ihrem Kind. Frühere Generationen von Pädiatern und Kinderkrankenschwestern haben sich dieses Spannungsfeldes einfach entledigt, indem sie nach stationärer Einweisung die Kinder weitgehend von ihren Eltern getrennt haben. Das führte zu schwerwiegenden Traumatisierungen und damit verbundenen Folgeschäden besonders bei Kleinkindern. Die Öffnung der Kinderkrankenhäuser stellt eine revolutionäre Entwicklung hin zu mehr Kinderfreundlichkeit dar. Statt die Eltern vom Kind zu trennen, versucht man heute, ihre Mitarbeit zu gewinnen und sie auch an der Pflege zu beteiligen.

Das hat zwei Folgen: Zum einen muß die Kinderkrankenschwester mit den Eltern kooperieren, sie in weiten Teilen der Pflege anleiten, um dann, wenn sie überfordert sind, selbst Aufgaben am Kind zu übernehmen. Zum anderen werden aber auch viele familiale Probleme, die entweder im Zusammenhang mit der Krankheit stehen oder unabhängig von ihr sind, in das Kinderkrankenhaus hineingetragen und auf den Stationen unmittelbar sichtbar. Ist ein Kind so schwer krank, daß es in eine Kinderklinik aufgenommen werden muß, bringt das für die Eltern meist ein großes Maß an Angst, Verunsicherung und Ungewohntem mit sich. Es ist nicht immer leicht, mit Menschen in solch einer Situation umzugehen. Es fordert von der Kinderkrankenschwester nicht nur eine optimale Einstellung auf die kindliche Situation, sondern auch auf die Situation der Familie. Hierauf sind Krankenschwestern oftmals nicht ausreichend vorbereitet.

In dem Interview mit den in der Onkologie tätigen Kinderkrankenschwestern stellten diese den Umgang mit den Eltern als eine der wichtigsten Belastungen innerhalb ihrer Arbeit dar. Auf die Frage nach Problempatienten, die niemand pflegen möchte, antwortete eine Krankenschwester:

»Ich habe eher Mühe mit Eltern. Eltern spielen manchmal eine größere Rolle als Patienten«.

Und eine andere Krankenschwester hierzu:

»Man setzt sich bei uns nicht nur mit dem Patienten auseinander und beispielsweise mit seinem Sterben, sondern auch mit den Eltern. Die wollen ja ganz konkret wissen, was da passiert und was sie machen müssen. Sie vermitteln einem, daß sie Angst haben. Und dabei habe ich doch selber Angst in solch einer Situation. Das belastet mich manchmal sehr. Manchmal fehlt einem die Möglichkeit, sich zu erholen.«

Es wurde bereits vielfach erwähnt, daß es im Umgang mit den Patienten im Kindesalter oft unvermeidlich zu Gefühlen kommt, die gerade eine Krankenschwester mit ihrem hohen beruflichen Ideal schwer bei sich ertragen kann, wie zum Beispiel *Wut* und *Ärger*. Ursachen hierfür können in der Beziehung zum Kind reaktivierte Trennungserlebnisse sein, die oft noch durch das Auftauchen aggressiver Entwicklungsthemen beim Kind verstärkt werden. Ein Kind kann gerade in einer fremden Umgebung, seiner normalen Ich-Funktionen beraubt, mit erheblichem Trotz und Widerstand gegen die Behandlung reagieren. Auch die Kränkung und der daraus entstehende Ärger des medizinischen Personals über das eigene Versagen bei möglicherweise nicht anschlagenden Therapien können eine Rolle spielen. In den Gesprächen mit den Kinderkrankenschwestern zeigt sich immer wieder, daß solche aggressiven Gefühle selten auf das Kind bezogen, sondern oftmals auf die Familienangehörigen und Eltern verschoben werden.

Danach befragt, ob es in ihrer Arbeit auch manchmal Situationen gebe, in der sie sich ärgere, antwortete eine Kinderkrankenschwester:

»Wir ärgern uns über Mütter, die den Anspruch haben, daß sie alles besser können. Die vermitteln uns dann, daß wir eigentlich schlecht sind und alles verkehrt machen. Es kommt Ärger auf, weil man sich mit solchen Müttern überhaupt nicht rational auseinandersetzen kann. Ich verstehe schon, daß sie unter einer großen Belastung stehen, aber ich denke trotzdem für mich, daß man doch irgendwann einmal fähig sein müßte, die Krankheit des Kindes zu akzeptieren oder sich mit ihr auseinanderzusetzen. Aber diese Mütter setzen sich überhaupt nicht damit auseinander und kommen ein ganzes Jahr lang mit denselben Sachen. Oftmals wird das dann an solchen Kleinigkeiten aufgehängt wie zum Beispiel dem Essen, oder daß die Windeln nicht da sind. Auch Jugendliche können mit ihrer Art, Forderungen zu stellen und einen auszuspielen, Ärger bei einem auslösen. Aber das geschieht selten, weil ich solche Verhaltensweisen bei einem Patienten besser akzeptieren kann als bei den Eltern. Beim Jugendlichen kann ich auch sagen: ›Hör mal, jetzt ist Schluß, fertig, aus!‹ Bei der Mutter muß ich aufpassen, was ich sage, sonst bin ich wieder die Böse. Ich ärgere mich beispielsweise, wenn ein Kind Durchfall hat und ich der Mutter schon hundert Mal erklärt habe, daß es Diät braucht. Dann komm' ich in das Zimmer, und das Kind hat wieder Schokolade oder Käse bei sich liegen. Und wir geben uns solche Mühe mit dem Diätprogramm.«

Eine andere Schwester ergänzt:

»Die Eltern haben manchmal solche Ansprüche: Nur sie selber und nur ihr Kind hat das Beste verdient. Wir geben ja schon das Beste, aber es gibt ja noch andere Kinder und Eltern, die wir betreuen müssen. Die Eltern können manchmal so besitzergreifend sein.«

Gerade bei schwer erkrankten Kindern entsteht manchmal ein spannungsgeladenes Beziehungsdreieck zwischen dem Kind, der Kinderkrankenschwester und den Eltern. Schwere Erkrankungen des Kindes lösen bei den Eltern häufig Schuldgefühle aus, weil sie glauben, irgend etwas falsch gemacht, nicht genügend gesorgt oder dem Kind eine schlechte Erbanlage mitgegeben zu haben. Angesichts solcher Schuldgefühe können sie manchmal kaum noch gegenüber dem kranken Kind pädagogisch wirken, möchten nur noch gut sein und dem Kind keinerlei Versagung mehr zumuten. Dagegen hat die Kinderkrankenschwester oft einen schweren Stand: Sie vertritt das Therapieprogramm, die Diät und die Notwendigkeit schmerzhafter diagnostischer Untersuchungen. In solchen Situationen kommt es häufig zu *primitiven Beziehungsmechanismen:* Die Kinderkrankenschwester wird zur Bösen, zur Feindin erklärt, so daß die Beziehung der Eltern zum Kind auf Kosten der Dritten (der Schwester) freigehalten wird von Aggressionen. Dies ist natürlich für Kinderkrankenschwestern schwer erträglich, die ja ebenfalls das Beste für das Kind wollen. Diese Beziehungsdynamik kann leicht fortgeführt oder zugespitzt werden, wenn die Krankenschwester auf diese Zuschreibung einfach reagiert, indem sie nun ihrerseits die Eltern zu Feinden erklärt: »Sie sind die Bösen, die doch unmöglich mit dem Kind umgehen oder die Behandlung nicht unterstützen. Sie machen einem das Leben schwer. Wenn sie bei dem Kind sind, dann wird dieses schwierig in seinem Verhalten, wogegen in der Abwesenheit der Eltern das Kind sogleich gleich kooperativ und brav wird.« Eine solche Einstellung führt dann zum Hin- und Herschieben der Aggressionen, zum gegenseitigen Zuschieben von Feindbildern und zu unerträglichen Kampfsituationen, die keine Kooperation mehr ermöglichen.

Die in der Dreiecksbeziehung Krankenschwester-Kind-Eltern aufkommende Aggression stellt für die Kinderkrankenschwester eine erhebliche seelische Belastung dar. Oftmals werden eigene innerseelische Anteile angesprochen und wiederbelebt, die an Themen der eigenen Beziehungs- und Kindheitsgeschichte erinnern. Es braucht eine gute Ausbildung und viel Selbsterfahrung, in solchen Situationen nicht den *primitiven Mechanismen der Feindbildung* zu erliegen. Für die Kinderkrankenschwester ist es notwendig, den eigenen aufkommenden *Ärger zu spüren* und auch *zuzulassen,* ohne ihn einfach in Handeln umzusetzen. Den Eltern trotzdem hilfreich beiseite stehen zu können, ihnen ihre Kompetenz als Erziehungs- und Betreuungspersonen nicht abzuerkennen und sie sogar darin zu unterstützen, Elternaufgaben zu übernehmen, wenn diese aus verständlichen Gründen zeitweise und partiell hierzu nicht in der Lage sind, um sich dann wieder diskret zurückzuziehen, wenn die Eltern in der Betreuung des Kindes wieder mehr Funktionen übernehmen wollen und können, ist wohl eine der schwierigsten psychischen Aufgaben in diesem Beruf. Hierzu gehört notwendigerweise das Anerkennen eigener schwer akzeptierbarer Gefühle wie gerade die Aggression im Umgang mit dem Kind, deren *innere Bearbeitung* und ein rationaler und überlegter Umgang mit ihnen. Die Öffnung der Kinderkrankenhäuser für die Eltern ist eine der positivsten Entwicklungen in diesem Bereich überhaupt. Aber sie überfordert oftmals das seelische Gleichgewicht der in diesen Krankenhäusern tätigen Menschen, vor allem der Kinderkrankenschwestern. Es fehlt noch weitgehend an der notwendigen Ausbildung der Kinderkrankenschwestern in diesem Bereich, an *Hilfestellungen in Beziehungskrisen* und an *Supervision* verbunden mit der notwendigen *Selbsterfahrung.*

4. Problematik bei eigener Kinderlosigkeit

Aufgrund der unregelmäßigen Arbeitszeiten im Rahmen des Schichtdienstes ist oftmals eine Verbindung des Schwesternberufes mit Anforderungen unvereinbar, die entstehen, wenn die Schwestern eine eigene Familie gründen. Aus kaum einem Beruf scheiden so viele Frauen bald nach ihrer Ausbildung aus, wenn sie selber Kinder bekommen, wie aus dem Krankenpflegeberuf. Das führt dazu, daß auf den pädiatrischen Stationen entweder sehr junge Kinderkrankenschwestern tätig sind, denen es noch an eigener Lebenserfahrung mangelt, oder eben ältere Kolleginnen, die selbst kinderlos sind. Gerade letztere sind oftmals die Stützen der Stationen, welche die Kontinuität im Team wahren und aufgrund langer Berufserfahrung über unverzichtbares Wissen und Können verfügen. Eine Frau, die kinderlos ist und bleibt, aber gleichzeitig tagtäglich mit Kindern und deren Familien arbeitet, muß sich notwendigerweise auseinandersetzen mit der Tatsache ihrer eigenen Kinderlosigkeit. Das ist vor allem in jenem Alter ein schwieriger Prozeß, in dem eine Frau von ihrer generativen Fähigkeit Abschied nehmen muß. Gelingt dieser Verarbeitungsprozeß, so ist er sicher verbunden mit Trauer um etwas, was man im Leben nicht gehabt hat und nie mehr haben wird. Wird diese Trauer zugelassen, so kann der Verlust durchaus zu einem positiven Motiv werden, nunmehr beruflich mit Kindern zu arbeiten und die eigene Kinderliebe den Patienten und ihren Eltern zur Verfügung zu stellen.

Wird dieser Verlust aber nicht betrauert und die eigene Kinderlosigkeit als Problem nicht wahrgenommen, so besteht die Gefahr, daß Kinderkrankenschwestern ihre kindlichen Patienten als *Ersatz* für das eigene fehlende Kind nehmen. (»Gut, daß ich keine eigene Kinder habe, es gibt ja so viele arme und kranke Kinder, für die ich mich einsetzen kann.«) Natürlich kann es sein, daß Kinderkrankenschwestern mit einer solchen »Ersatzmotivation« sich sehr engagieren und sich kompetent für ihre kindlichen Patienten einsetzen. Aber es besteht auch eine große Gefahr dabei. Kinder, die einen *Ersatz* darstellen, werden einerseits geliebt wie die eigenen Kinder, andererseits aber auch gehaßt, weil sie ja immer wieder den eigenen Mangel verkörpern. Noch größer kann der unbewußte Haß auf deren Eltern sein, denen es ja besser gegangen ist als einem selber. Im Unbewußten kann ein schlimmer Konflikt entstehen: Man will einerseits das kindliche Leben erhalten und die Gesundheit des Kindes wiederherstellen, andererseits würde aber auch der Tod des Kindes dazu führen, in der Kinderlosigkeit nicht mehr allein zu sein, sondern dieses Schicksal mit den betroffenen Eltern zu teilen.

Es ist ganz sicher nicht so, daß Kinderkrankenschwestern bewußte Todeswünsche gegenüber ihren kindlichen Patienten haben. Aber der unbewußte Konflikt kann gerade deshalb negativ wirksam sein, weil er eben unbewußt und damit auch unkontrolliert ist. Unbewußte Aggressionen, möglicherweise gar Todeswünsche können sich ihren Weg suchen in von den Kinderkrankenschwestern nicht kontrollierten Schikanen gegenüber dem Kind, kleineren oder größeren Quälereien und natürlich auch in einer ablehnenden Haltung gegenüber den Eltern. Wenn die Eltern das spüren, werden sie sich ihrerseits gegen die Kinderkrankenschwester stellen, so daß bald Konflikte auf die Spitze getrieben werden. Solche durch unbewußte Mechanismen geschürten Konflikte können aber bei der Betreuung, Behandlung und Genesung des Kindes gänzlich kontraproduktiv wirken.

Eine weitere Gefahr unverarbeitet gebliebener eigener Kinderwünsche und der eigenen Kinderlosigkeit kann darin bestehen, daß die kindlichen Patienten zu sehr »geliebt« werden. So kann es vorkommen, daß eine Schwester Körperkontakt und Liebkosungen mit einem Säugling austauscht, als sei sie die Mutter. Das kann gerade auf unsichere Mütter so wirken, als seien sie selbst defizitär und versagend. Hier wird die eigentliche Aufgabe, die wirkliche Mutter in ihrer Kompetenz zu stärken, dann nicht mehr wahrgenommen. *Überidentifikationen* mit Kindern, die sozusagen Ersatz für leibliche Kinder darstellen, können manchmal in ganzen Teams um sich greifen.

Zum Abschluß dazu ein Fallbeispiel:

Das italienische Mädchen Rosella mußte unmittelbar nach der Geburt in der Klinik wegen einer unstillbaren Diarrhoe behandelt werden. Die Erkrankung nahm solche Ausmaße an, daß eine Dauerhospitalisierung nötig wurde. Das Mädchen stammte aus einem einfachen Milieu, und die Eltern waren zunächst überfordert, das Kind selber zu pflegen. So wurde Rosella bis zu ihrem dritten Lebensjahr auf einer pädiatrischen Station aufgezogen, auf der sonst die Aufenthaltsdauern nur kurz waren. Das Team der Kinderkrankenschwestern übernahm die schwierige Aufgabe, Rosella nicht nur zu pflegen, sondern auch heranzuziehen, mit großem Enthusiasmus. Rosella wurde bald von den Stationsmitarbeiterinnen wie zum eigenen Kind erkoren. Die Station hing voller Bilder von Rosella, man besorgte für sie Kleider, nahm sie mit zu sich nach Hause und erlebte sich bald in einer untrennbaren Beziehung zu dem Kind. Die Eltern wurden so wahrgenommen, daß sie überfordert waren und teilweise das Kind nicht als ihr eigenes anerkennen wollten. Durchaus vorhandene Ressourcen in der Familie wurden nicht erkannt und nicht gefördert, so daß die Kluft zwischen dem Kind und der Familie immer größer wurde, was sich beispielsweise darin äußerte, daß Rosella die Sprache der Eltern nicht sprach, sondern nur ein Deutsch, zu dem obendrein medizinische Fachbegriffe wie selbstverständlich dazugehörten. Im Lauf des zweiten Lebensjahres besserte sich das körperliche Zustandsbild des Kindes deutlich. Aber es wurde trotzdem nicht entlassungsfähig. Rosella nahm weiterhin nur flüssige Nahrung zu sich, begann die leiblichen Eltern bei ihren Besuchen abzulehnen und verblieb auf einem regressiven köperlichen und seelischen Niveau. Erst nach einer gründlichen Aufarbeitung innerhalb einer Teamsupervision, in der die Wünsche der Kinderkrankenschwestern nach einem wirklichen eigenen Kind aufgegriffen und bearbeitet werden konnten, gelang unter großen Mühen die Entlassung des Kindes ins Elternhaus. Rosella war mittlerweile 2 1/2 Jahre alt. Bei einem Besuch im Elternhaus ein halbes Jahr später zeigte sich, daß Rosella sich innerhalb dieser kurzen Zeit völlig in das italienische Elternhaus integriert hatte, fließend Italienisch und kein Wort Deutsch mehr sprach und sich praktisch nicht mehr an das Leben auf der Station erinnerte.

Krankenpflege in der Intensivmedizin

Das Material dieses Kapitels stammt zum überwiegenden Teil aus Gesprächen, die wir mit Pflegenden einer chirurgischen und einer medizinischen Intensivstation geführt haben. Im folgenden werden einige typische Aspekte von Intensivstationen, Beziehungsprobleme der Intensivschwestern, Hilfsmöglichkeiten und Gedanken zur Berufswahlmotivation beschrieben.

1. Spezifische Aspekte der Intensivpflege

Mensch und Technik

Intensivstationen bilden von allen medizinischen Abteilungen die am höchsten technisierten Einheiten. Deshalb müssen Pflegende in den Intensivstationen einen sehr hohen Grad an technischem Verständnis und Wissen haben und sich immer wieder flexibel auf neue medizin-technische Errungenschaften einstellen und mit diesen umgehen lernen. Aufgrund dieser hohen Anforderungen gibt es vielerorts Zusatzausbildungen für Intensivpflege.

Die technisierte Umgebung kann vom Pflegepersonal und von den Patienten als angstmachend, aber auch als sicherheitsfördernd erlebt werden. Krankenschwestern, die Technik im positiven Sinne als Hilfsmittel und als Garantie für eine sichere Patientenüberwachung erleben, können mit dieser Einstellung auch beim Patienten eine vertrauensvolle Haltung gegenüber den technischen Apparaturen erzeugen.

Eine Intensivschwester:

»Die Kreislaufüberwachung muß jede Stunde dokumentiert werden. Der Blutdruck muß kontrolliert, Beatmungsmaschine und Beatmungsparameter eingestellt, Blut muß abgenommen werden. Die ganze elektronische Überwachung ist eine zusätzliche Belastung. Wir haben jetzt eine neue Art von Dokumentation: Computereingaben anstatt Papieraufzeichnungen. In Zukunft wird man ohne Papier arbeiten. Das ist eine Belastung, gerade auch für Schüler und neue Mitarbeiter. Es braucht Wochen, bis man mit dem Computer umgehen kann. Dies kommt noch zusätzlich zu der anderen Einarbeitung am Patientenbett dazu. Ich bin sehr froh um eine gute Technik, weil ich die Maschinen als Hilfsmittel benütze. Wenn ich die nicht hätte und mich nicht ein Stück weit auf sie verlassen könnte, dann müßte ich den ganzen Tag rennen und tun. Ich hätte überhaupt keine Zeit mehr für den Patienten selber: Wie sieht der Patient aus? Ist er kalt, ist er warm? Was habe ich für einen Eindruck? Wie atmet er, atmet er nicht?«

Die Krankenschwestern erleben es als hilfreich, wenn sie bei der Einführung neuer Technologien auf den Intensivabteilungen von vorneherein miteinbezogen werden (vgl. FITTER 1987). Gerade die Pflegenden auf Intensivstationen stehen in einem besonderen Spannungsfeld. Einerseits müssen sie hochtechnisierten Arbeitsabläufen genügen, andererseits ist ihre Aufgabe, wie auf allen anderen Abteilungen auch, die Grundpflege zu erfüllen, nämlich beispielsweise Patienten zu waschen, zu füttern, zu betten, aber auch für Gespräche bereit zu sein. In diesem breiten Spektrum an Aufgaben muß die Intensivschwester die hochtechnisierte Medizin mit einer menschlichen Patientenbetreuung verbinden im Sinne einer ganzheitlichen Pflege.

Diesen Konflikt beschreibt ein Intensivpfleger:

»Viele Leute haben gesagt, wir brauchen ein gutes Monitoring zur Überwachung. Ich sag' mir, es ist besser, gutes Pflegepersonal zur Überwachung zu haben und den Monitor als Hilfsmittel. Der psychische Zustand des Patienten wird im Vergleich zum rein körperlichen auf den Intensivstationen oft zuwenig beachtet.«

Technik an sich ist wertfrei und kann »ebensogut die Menschlichkeit im Krankenhaus bedrohen wie die Voraussetzung dafür schaffen..., daß mehr Menschlichkeit möglich wird« (GENEWEIN et al. 1976, S. 141). Wenn die durch die Technik gewonnene Zeit für den Kontakt mit dem Patienten eingesetzt werden kann und somit immer der Mensch als ganzes im Mittelpunkt allen Bemühens steht, verhilft die Technik zu mehr Humanität im Krankenhaus.

Technik verführt jedoch auch dazu, alle nur erdenklichen Möglichkeiten einzusetzen, um den Patienten am Leben zu erhalten, auch wenn dies nur zu einer Verlängerung seines Leidens- und Sterbensprozesses führt.

Diese Problematik spielt oftmals bei Reanimationsmaßnahmen eine Rolle, die auf Intensivabteilungen eine Notfallsituation darstellen, bei der häufig das ganze Behandlungsteam zum Einsatz kommt. Solche Reanimationsmaßnahmen können manchmal, insbesondere wenn die Indikation nicht vorher klar geregelt ist, einen Gruppenabwehrprozeß darstellen, durch den sich die Beteiligten mittels *Überaktivität* vor dem befürchteten Tod des Patienten zu schützen versuchen.

Eine Intensivschwester beschreibt ihr Unbehagen dabei so:

»Die Patientin kam in akutem Zustand. Es ist dann plötzlich eine Hektik aufgekommen und, bis alles installiert war, hat sie nicht mehr geatmet. Ich habe ihr dann noch in die Augen geschaut, und in dem Moment ist sie gestorben. Aber nichts desto trotz, wir haben sie intubiert. Sie hat nie mehr einen Atemzug selber getan. Sie hat nie mehr auf Absaugen gehustet. Sie hat nie mehr Reflexe gezeigt. Sie ist eigentlich gestorben, bevor wir aktiv geworden sind. Und danach hatte ich einfach eine riesen Wut. Sie ist erst 35 gewesen. Ich kann das alles begreifen. Auch ich hätte mich an allem festgehalten, wahrscheinlich, wenn ich hätte entscheiden müssen. Aber es ist nicht in unserer Bestimmung. Wenn sie stirbt, dann stirbt sie. Da hilft auch unser Beatmungsapparat nicht viel. Ich hab's noch gesagt. ›Die Pupillen sind lichtstarr!‹ Aber auf mich hat niemand gehört. Es hat dann jeder seine Funktion. Jeder weiß genau, was jetzt passieren muß.«

Ein krasses Beispiel dafür, wie technische Handlungen zur *Abwehr bedrohlicher Gefühle* angesichts des Todes eingesetzt werden, zeigt das folgende Zitat einer Intensivschwester. Der Tod des von ihr betreuten Patienten wird von seinen Angehörigen nur mehr über die am Bett aufgestellten Monitore wahrgenommen. Der Patient selbst wird völlig aus den Augen verloren.

»Mich stört die Technik dann, wenn ich das Gefühl habe, mein Patient stirbt jetzt. Die Angehörigen stehen dann alle vor dem Monitor mit offenem Mund und aufgerissenen Augen: ›Sehen Sie, der Blutdruck fällt ...!‹ Ich hab' dann das Gefühl, ich möchte jetzt den Strom abschalten, fertig. Das interessiert ja jetzt nicht mehr.«

Elitärer Anspruch

Aufgrund des hohen technischen Standards der Medizin, der meist mit einem sehr intensiven Pflegeaufwand verbunden ist, und aufgrund des dauernden Umgangs mit Grenzbereichen, in denen es um Leben oder Sterben geht, stellen die Pflegeteams auf Intensivstationen oft eine Art Elite innerhalb einer Klinik dar (vgl. DUHR 1985b). SCHORS (1979) schreibt dazu:

»Die Intensivstation wird notgedrungen Ort der ›Elite‹ unserer Gesellschaft, die noch bereit und irgendwie in der Lage ist, sich mit dem Problem des Todes zu konfrontieren.«

Das Sterben und der Tod werden als zentrale menschliche Themen immer mehr aus der Gesellschaft ausgegrenzt und in die Klinik verlagert. Intensivstationen bilden innerhalb des Krankenhauses nochmals eine spezielle Einheit, die vom Tode bedrohte und sterbende Patienten aufnimmt. Der Umgang mit einem tabuisierten Bereich des menschliches Lebens kann zu einer gewissen elitären Einstellung führen und zu *Phantasien von Allmacht und Ohnmacht* verführen.

Isolation

Eine besondere Einrichtung von Intensivstationen sind die sogenannten Isoliereinheiten. Infektionsgefährdete Patienten liegen dort separat und sind hermetisch gegen die Außenwelt abgeschirmt. Da die pflegerische Betreuung solcher Patienten sehr intensiv ist, ist nicht nur der Patient in einer solchen Isoliereinheit allein, sondern genauso die ihn pflegende Krankenschwester.

»Das ist eine der schlimmsten Situationen. Man ist einfach allein im Zimmer. Jeder reicht einem alles herein und desinfiziert es vorher. Man hat eine Schürze an und darüber noch eine Schürze mit Mundschutz und Handschuhen. Man kommt nicht mehr raus, bis man sich ablösen lassen kann. Du hast vielleicht von der Familie oder auf der Abteilung gehört, was der Patient für ein Mensch ist und wie schlimm das jetzt alles ist. Aber es ist kein Gespräch mit ihm möglich. Du bist einfach drin und machst deine Verrichtungen. Deine Kollegen sind draußen und machen Späßchen, und irgendwann stinkt's dir dann. Du kannst auch nicht die Tür offenhaben und mit einem Ohr zuhören. Dann gehen die Bakterien rein und raus. Wenn die andern viel zu tun haben, dann lädst du dir halt den Wagen voll Material und gehst rein und bleibst da drin. Oft während der ganzen Schicht.«

Erschwert wird diese mit dem Patienten zu teilende Isolationssituation für die Intensivschwester noch durch belastende Umstände wie hohe Luftfeuchtigkeit und Temperatur (vgl. DUHR 1985b), die sich aus den Notwendigkeiten bei spezifischen Krankheitsbildern ergeben.

»Wir haben Patienten gehabt, die eine Abstoßungsreaktion auf ein Medikament gezeigt haben. Die ganze Haut ist abgestoßen worden. Das ist dann wie bei einer Verbrennung. Sie haben keine intakte Haut mehr. Dazu kommen noch die Gerüche. Es stinkt im Zimmer. Wenn man da drin sein muß, muß man sich doppelt anziehen. Es ist heiß, man schwitzt. Die Patienten müssen sehr warm gehalten werden, deshalb dreht man die Heizung auf. Es muß auch sehr feucht sein, weil sie keine Haut haben. Und das muß man auch mit ertragen. Bei einer Patientin wollte zum Schluß keiner mehr rein gehen, weil es so unerträglich war.«

Die Intensivschwester, die die Isolation mit dem Patienten zu teilen hat, ist den spezifischen psychischen Belastungen, die eine Isolation mit sich bringt, ausgesetzt. Die Reizarmut und Deprivation kann zu psychischen und physischen Symptomen führen. Die Aufrechterhaltung des Realitätsbezuges wird erschwert, funktionelle Beschwerden häufen sich.

Allein-Verantwortung für den Patienten

Aufgrund des körperlich instabilen Zustandes von Intensiv-Patienten tritt immer wieder die Situation auf, daß das Pflegepersonal gezwungen ist, weitgehend autonom handeln zu müssen, bis der Arzt eintrifft. Fehler in solchen Situationen haben oftmals sehr gravierende Folgen. Ängste vor solchen Fehlern schaffen eine Atmosphäre der Unsicherheit und können »im Rahmen eines ›Circulus vitiosus‹ zu neuen Fehlern führen, ...da

Angst oberhalb eines bestimmten Niveaus der Fähigkeit, Entscheidungen zu treffen, abträglich ist« (GAUS et al. in UEXKÜLL 1979, S. 785).

Eine Intensivschwester schildert ihr Erleben:

»Was für mich schwierig ist, das sind die sehr lebensbedrohlichen Situationen, die akut auftreten können, die innerhalb weniger Sekunden einfach da sind. Dann bekomme ich Angst: was mach' ich jetzt, wie reagiere ich jetzt? Reagiere ich richtig? Da setze ich mich in dem Moment einfach selber unter Druck.«

Die personalintensive Ausstattung von Intensivstationen und das hohe Maß an technischen Überwachungsmöglichkeiten schützen die Intensivschwestern nicht davor, in Akutsituationen alleinverantwortlich handeln zu müssen, wie dies zum Beispiel beim Patiententransport (zum Röntgen, CT etc.) passieren kann. Als ängstigend erleben die Intensivschwestern in solchen Situationen, daß der schützende und unterstützende Rahmen, der durch die Intensivabteilung geboten wird, entfällt.

Es scheint jedoch so zu sein, daß speziell Intensivschwestern zu einer Gruppe gehören, die unabhängiges und selbständiges Arbeiten schätzen und auch deshalb möglicherweise dieses Tätigkeitsfeld gewählt haben (WEINERT 1984).

2. Beziehungsprobleme zwischen Intensivschwester und Patient

Im folgenden geht es um spezifische Probleme zwischen Intensiv-Patienten und Pflegenden. Sie treffen zwar in ähnlicher Weise auch auf die Krankenschwester-Patient-Beziehung in anderen Bereichen zu, werden hier aber durch die Tatsache verstärkt, daß es sich bei Intensiv-Patienten um Menschen mit sehr eingeschränkten (Kommunikations-)Möglichkeiten handelt, die sich außerdem aufgrund ihres körperlich sehr labilen Zustands in einem Höchstmaß von Abhängigkeit und Hilflosigkeit gegenüber dem Personal befinden.

Macht – Ohnmacht; Ausgeliefertsein – Beherrschen

Intensivstationen sind Einheiten, die den Patienten allumfassend versorgen, seine Körperfunktionen kontrollieren, manche davon ihm sogar abnehmen (z.B. Atmung, Dialyse etc.). Der Patient befindet sich in einem sehr störanfälligen, hilflosen Zustand. Er ist bewußtlos, kann nicht beeinflussen, was mit ihm geschieht, und hat oft auch nicht die Möglichkeit, sich auf irgend eine Weise zu artikulieren. Er ist an Apparate angeschlossen, die zuweilen jede seiner versuchten eigenständigen Bewegungen mit Alarmsignalen beantworten. Er ist ausgeliefert, und es bleibt ihm nichts anderes übrig, als sich mehr oder minder widerspruchslos zu fügen. Seiner gesamten Autonomie beraubt, wird er vom Pflegepersonal gewaschen, gebettet, gelagert und ernährt. Die totale Hilflosigkeit und Abhängigkeit des Patienten regt beim Pflegepersonal die vollkommene Fürsorglichkeit an. Die Krankenschwestern können ihre *Ohnmachtsgefühle* gegenüber dem manchmal hoffnungslosen Zustand des Patienten durch *Allmachtsphantasien* zu kompensieren und zu bewältigen versuchen. Denn die Fürsorge für eine Person enthält immer auch Elemente der Macht, was aber Schuldgefühle zur Folge haben kann.

Eine Intensivschwester versucht dieses Problem zu entschärfen:

»Ich informiere die Patienten immer darüber, was ich tue. Ich sag': ›Jetzt fasse ich Sie am Bein an‹. Wenn man sich mal in die Froschperspektive legt und jemanden ertragen muß, der dauernd über einem rummacht, das ist schlimm. Man wird dann ja nicht mehr gefragt, darf ich jetzt den Fuß anfassen, sondern die Hand wird einfach da hingelegt, und man wird auf die Seite gelegt, und alles tut weh. Man bekommt Angst, ist ausgeliefert.«

Eine solch hilflose und abhängige Situation kann beim Patienten Angst erzeugen, insbesondere bei Menschen, die durch plötzliche Ereignisse oder Unfälle aus ihrem bisherigen Lebensablauf herausgerissen wurden und mit Schmerzen zu kämpfen haben. Die durch die Hilflosigkeit entstehenden regressiven Bedürfnisse fügen sich gut in die von der Intensiveinheit angebotene

Totalversorgung ein. Ein solcher Patient und die ihn pflegende Krankenschwester kann verglichen werden mit dem hilflosen Säugling und der behütenden Mutter. So wie die Mutter die Signale ihres Säuglings und seines Körpers richtig deuten muß, um ihn optimal zu pflegen und zu versorgen, so muß auch die Krankenschwester die Signale des Patienten richtig interpretieren. Das auf Intensivstationen manchmal gegebene Pflegeverhältnis von 1 : 1 fördert eine enge Beziehung zwischen der Krankenschwester und »ihrem« Patienten noch zusätzlich.

Eine solche enge und dem frühen Mutter-Kind-Verhältnis vergleichbare Beziehung kann von der Intensivschwester als bereichernd, aber auch als belastend erlebt werden, insbesondere wenn der Patient stirbt. Sie erlebt den Tod dann weniger geschützt durch ihre Rolle als professionelle Helferin, sondern mehr als direkt davon Betroffene.

Belastend für eine Krankenschwester kann eine derart enge Beziehung dann werden, wenn sie aus inneren Gründen Abhängigkeiten allgemein in Beziehungen schlecht ertragen kann, da sie sich selbst dabei zu abhängig und zu gebunden fühlt und dies in ihr Angst hervorruft. Wenn das Selbständigwerden des Patienten auch für sie selbst mehr Autonomie bedeutet, so wird sie versuchen, den Patienten möglichst rasch in diesen Zustand zu führen. In ihrem Einsatz für Heilung und Genesung des Patienten kann sich ihr Kampf um eigene Autonomie wiederfinden.

In der Regel benötigen die auf die Intensivstation neu aufgenommenen Patienten ein Höchstmaß an Betreuung. Werden diese Patienten rekonvaleszent, so sind sie immer mehr in der Lage, Körperfunktionen selbst zu übernehmen und insgesamt mehr Autonomie zu entwickeln, zu kommunizieren und eigene Bedürfnisse oder auch Kritik zu formulieren. Dies erfordert von seiten des Personals eine Umstellung in seiner Haltung gegenüber dem Patienten. »Man sollte also frühzeitig darauf achten, die Patienten das wieder selbst tun zu lassen, wozu sie fähig sind, auch auf die Gefahr hin, daß sie dann meinen, man wolle sich nicht mehr genug um sie kümmern. Der Bemutterung entspricht die Bevormundung« (GENEWEIN et al. 1976, S. 146).

Dieses allmähliche Entlassen eines rekonvaleszenten Patienten in die zunehmende Selbständigkeit ähnelt dem Verhalten einer Mutter gegenüber ihrem Kind. Sie wird und muß sich gegenüber dem Kleinkind anders verhalten, als sie dies gegenüber ihrem hilflosen Säugling getan hat, möchte sie nicht die natürlichen Selbständigkeitsbestrebungen ihres heranwachsenden Kindes behindern und untergraben. Es ist ein erklärtes Ziel der Intensiveinheiten, den Patienten zu seiner Genesung und damit zu seinem ehemaligen autonomen Zustand zurückzuführen. Es kann jedoch auch schwierig sein, dem Patienten mehr Unabhängigkeit zuzugestehen, ähnlich wie dies für die Mutter ihrem Kind gegenüber ist. Je nachdem, welches Selbstverständnis und »innere Bild« die Krankenschwester von sich als Pflegende hat, können selbständige Patienten sie verunsichern und ihren Wunsch nach Nähe vereiteln. Stammen diese Wünsche aus eigenen unbefriedigenden Beziehungserfahrungen in der frühen Kindheit, so können bei der Krankenschwester Trennungsängste wiederbelebt werden.

Nähe und Distanz: Grenzüberschreitungen – Abgrenzung

Im Rahmen des beschriebenen Beziehungsmusters zwischen Krankenschwester und Patient von einerseits totaler Fürsorglichkeit und andererseits totaler Abhängigkeit können manchmal körperliche oder psychische Grenzen zwischen den Individuen verschwimmen.

Ein drastisches Beispiel hierfür schildert eine Intensivschwester, die sich bei der Routinebehandlung eines Verbrennungspatienten als »Aggressorin« erlebte, weil sie das Gefühl hatte, die Integrität des Patienten zu verletzen:

»Belastend ist für mich in erster Linie die Pflege von Verbrennungspatienten. Dort müssen wir in doppelten Schürzen arbeiten, mit Mundschutz und Haube und 90 Grad Luftfeuchtigkeit bei 32 Grad Wärme. Meistens sind die Patienten noch wach, wenn sie kommen und sprechen mit einem. Man weiß noch nicht, ob sie überleben oder nicht. Sie müssen zuerst in eine Badewanne. Dann bekommen sie eine Narkose. Das ist eine Narkose, wo man flüstern muß, weil die Leute überdimensional sehen und hören. Der Patient ist dabei nicht intubiert. Er macht ab und zu die Augen auf. Vielleicht schaut er einen so an. Also, man muß sich vorstellen, 10 Leute in so einem tropisch geheizten Raum, alle vermummt, der Patient nackt, halb roh in einer Blechbadewanne. Und dann schrubbt man die ganze Haut ab. Die ganze drittgradig verbrannte Haut muß weg wegen der Verbrennungstoxine. Man schneidet sie auch weg, man zieht die ab. Das ist eigentlich allein vom Visuellen her am Rand von allem. Das ist wirklich wie im Horrorfilm. Man muß dann mit so einem Bürstchen fest schrubben. Da gibt's dann keine Haut mehr. Man muß auf dem offenen Fleisch bürsten. Ich hätte das fast nicht machen können. Ich hätte am liebsten losgeheult. Und dann habe ich gedacht, das darf ich nicht. Dann habe ich einfach abgeschaltet und die 9 Stunden gearbeitet. Ich habe dann die entsprechenden Reaktionen am Abend daheim gehabt. Ich habe geheult, weil ich den Eindruck hatte, ich habe als Mensch ganz legitim eine Grenze überschritten, was auch noch als ›gut‹ bezeichnet wird. Man tut dem Patienten etwas Gutes. Sonst im normalen täglichen Leben würde ich das nur überschreiten, wenn ich kriminell wäre und jemandem weh tun wollte.«

Aber nicht nur von der Seite der Krankenschwester, auch vom Patienten her kann es zu Grenzüberschreitungen kommen, insbesondere wenn die Patienten verwirrt oder in der einen oder anderen Form psychisch beeinträchtigt sind.

»Schwierig ist es, wenn Patienten aggressiv werden. Man kann zum Beispiel die neurochirurgischen Patienten nicht sedieren. Man kann nicht einfach was spritzen, und dann sind sie ruhig, weil man sie dann nicht mehr beurteilen kann.«

Auf der anderen Seite kann jedoch auch ein zu großes Maß an – von den Umständen her erzwungener – Distanz als belastend erlebt werden.

»Sehr belastend sind Verbrennungspatienten. Man hat ja wirklich nie Kontakt zu den Leuten. Man ist immer eingepackt, die Hände und alles ist eingepackt. Und wenn man zum Patienten hingeht, ist auch bei ihm alles verpackt. Man kann ihn nie richtig berühren.«

Bei Dauerüberwachung kann die ständige Nähe zum Patienten als aufdringlich und deshalb belastend empfunden werden.

»Ich empfinde es als Belastung für wachere Patienten, daß konstant jemand da ist. Vielleicht will der Patient ja auch mal in Ruhe gelassen werden, wenn er mal wach ist?!«

Die große Nähe zum Patienten kann aber auch als sehr positiv erlebt werden:

»Schön ist, daß ich viel Zeit habe, mich um den Patienten zu kümmern. Ich habe auch Zeit, näher auf einen komatösen Patienten einzugehen. Da ist natürlich ›Berührung‹ ein Thema. Es ist die ›Stimme‹ ein Thema, auch Atemtherapie. Also all' die Sachen, die sehr konkret sind.«

Neben der direkten körperlichen Seite des Nähe- und Distanzthemas spielt in der Krankenschwester-Patient-Beziehung auch die psychische Dimension eine Rolle.

Je nachdem, wie nah der Patient der Krankenschwester steht, desto schwieriger wird für sie die Abgrenzung. Große Nähe fördert die Identifikation mit dem Patienten. Dies geschieht besonders dann, wenn der Patient zum Beispiel dasselbe Geschlecht oder Alter wie die Krankenschwester hat oder sich sonst in einer vergleichbaren Lebenssituation befindet (NAUJOKS et al. 1988). Wenn solche Menschen von heute auf morgen durch ein plötzliches Ereignis wie einen Unfall zu Patienten werden, liegt es nahe, sich in die Lage dieses Patienten zu versetzen und sich vorzustellen, daß einem selbst jederzeit auch dieses Schicksal ereilen könnte.

Das Beispiel einer jungen Intensivschwester, die gerade ihre Ausbildung abgeschlossen hat, zeigt dies:

»Wenn's dann junge Patienten im gleichen Alter sind nach Unfällen, denk' ich, ja das kann mir jederzeit auch passieren. Es liegt so nahe bei mir. Es ist für mich sicher auch schwieriger, dann nach der Arbeit abzuschalten, denn ich bin in der ganzen Sache noch neu. Manchmal, da arbeite ich 24 Stunden einfach weiter, weiter, weiter. Mir geht's manchmal besser, manchmal weniger gut dabei.«

Andererseits gibt es auch Patienten, die weniger zur Identifikation anregen, wie das Beispiel derselben jungen Intensivschwester zeigt:

»Ich habe jetzt ein halbes Jahr lang Patienten nach Herzoperationen gepflegt. Das ist für mich eher ein einfaches Gebiet gewesen, weil für mich das Krankheitsbild sehr weit weg ist. Es betrifft mich selbst überhaupt nicht. Ich identifiziere mich nicht mit den Patienten. Es sind

Patienten mittleren Alters, vorwiegend Männer. Es ist sehr weit weg von mir gewesen.«

Auf Intensivstationen werden Patienten oft in bewußtlosem Zustand eingeliefert. Im Umgang mit ihnen ist die Intensivschwester auf *Projektionen* angewiesen. In dem Bemühen, sich ein Bild von dem Menschen machen zu können, den sie pflegt, muß sie Empfindungen und Eigenschaften, die zum Teil tatsächlich vom Patienten ausgehen, zum Teil aber auch nur ihrer eigenen Vorstellungswelt entstammen, in diesen hineinlegen. Dieses Bemühen ist nachvollziehbar in einer Beziehung zwischen zwei Menschen, in der der eine Partner aufgrund fehlender Signale des anderen auf Mutmaßungen über diesen angewiesen ist. In einer ähnlichen Situation befindet sich die Krankenschwester. Denn auch sie ist, da sie keine realen Erfahrungen mit dem Patienten hat, auf ihre Mutmaßungen über ihn angewiesen.

»Mir fällt ein Patient ein, der reanimiert worden war. Das war so ein Großer, Schlanker gewesen, so ein Hagerer, Feingliedriger. Und ich weiß nicht warum und was er für einen Beruf hatte, aber ich habe immer gedacht, das ist ein Akademiker. Einfach von seiner Art her. Und ich vergesse das nie, als der extubiert war. Da hat er nur dumme Sprüche gemacht, und ist so anzüglich gewesen. Er hat einem auch immer versucht auf den Po zu klopfen. Ich war in dem Moment richtig geschockt und habe gedacht, was habe ich alles in den Menschen hineinprojiziert, was überhaupt nichts mit ihm zu tun hatte. Und dann habe ich gedacht, oh Himmel, ist der verwirrt. Und als seine Frau kam, dachte ich, das wird ihr auch peinlich sein. Aber das war sein Normalzustand. Manchmal lernt man die Patienten wirklich erst kennen, wenn sie extubiert sind.«

Grenzsituationen: Leben – Tod

Eine besondere Situation entsteht für ein Pflegeteam, wenn ein bereits klinisch toter Patient als Organspender in Frage kommt und deshalb seine Vitalfunktionen noch während einer gewissen Zeit aufrechterhalten werden müssen. Während dieser Zeit müssen die Patienten weiter gepflegt werden, so als wären sie noch am Leben. Eine Krankenschwester schildert ihre Empfindungen in solchen Situationen:

»Das ist etwas sehr Belastendes. Der Mensch ist eigentlich tot, aber wir müssen ihn trotzdem pflegen. Wir müssen Nierenfunktion und Kreislauffunktion aufrechterhalten, weil er als potentieller Spender in Betracht kommt. Was mich persönlich schockiert, ist, daß dann schon die Nephrologen, die die Nieren wollen, kommen, ohne daß mit der Familie geredet wurde. Die kommen und wollen ihre Blutröhrchen haben und wollen alles abnehmen, alles schon typisieren, um ja keine Zeit zu verlieren. Das ist die Diskrepanz, da geht das Menschliche verloren.«

Das Pflegen eines toten Körpers kann das Selbstverständnis von Krankenschwestern sehr ins Wanken bringen, zumal ihre Pflege nicht mehr im eigentlichen Sinne diesem Patienten gilt, sondern dem Erhalt seiner Organe zum Zwecke der Transplantation. Die Intensivschwester empfindet sich als zwischen verschiedenen Fronten stehend: einerseits ist da der von ihr zu pflegende Patient, dem sie sich verpflichtet fühlt, mit seinen Angehörigen, die vielleicht noch gar nicht begriffen haben, daß er, obwohl noch warm und lebendig wirkend, eigentlich schon tot ist. Andererseits ist da der Druck von den Ärzten anderer Abteilungen, die möglichst bald die Organe zur Transplantation benötigen. Und letztendlich ist da noch der Organempfänger, der, auch wenn er nicht persönlich präsent ist, in der Phantasie doch eine große Rolle spielt. Denn sein Leben oder zumindest seine Lebensqualität und -dauer hängen vom Erhalt des Spenderorgans ab. Hier kann es für die pflegende Krankenschwester zu Loyalitätskonflikten kommen, die eine tiefgehende *ethische Dimension* haben. Besonders schwierig kann das für den einzelnen sein, wenn über solche ethischen Fragestellungen im Team nicht geredet wird oder wenn dafür keine klaren Richtlinien bestehen.

Erfolg und Mißerfolg

Wegen der hohen Mortalitätsraten auf Intensivstationen sind Erfolgserlebnisse im Sinne von Wiederherstellungen oder Heilungen des Patienten selten. Kommt es zu einer Besserung des Zustandes, wird der Patient auf eine andere Abteilung verlegt. Das bedeutet, daß es auf jeden Fall zu einer Trennung vom

Patienten kommt, ohne daß der Heilungsverlauf miterlebt werden kann. Dadurch gehen Befriedigungsmöglichkeiten zum Beispiel in Form von Dankesäußerungen des genesenden Patienten und seiner Angehörigen verloren. (vgl. GAUS et al. 1979, S. 785). »Menschen, die den Abschluß ihrer Arbeit nicht miterleben, fällt es schwer, an den eigenen Einfluß und an die eigene Bedeutung zu glauben« (DUHR 1985b). Diese Art von Trennungen sind nicht einfach, insbesondere wenn zwischen Krankenschwester und Patient eine intensive Beziehung entstanden ist und die Krankenschwester den Weggang des Patienten als Verlust erlebt.

»Das Problem bei uns ist, daß wir Loslassen müssen in der Beziehung, die wir aufgebaut haben. Es macht mir zu schaffen, den Patienten wirklich gehen zu lassen, sei es nun, weil er stirbt oder weil er selbständiger wird und auf eine andere Abteilung kommt. Da haben wir die Tendenz, noch zu krallen, auch wenn die Leute selbständiger werden und wir endlich mal einen Erfolg haben. Dann wird der Patient oft noch 2-3 Tage länger behalten, weil es ihm so gut geht. Er könnte eigentlich schon längst verlegt sein.«

Bei den mangelnden Möglichkeiten, Erfolge direkt erleben zu können, stellt sich die Frage, wie sich die Pflegenden trotzdem Befriedigungsmöglichkeiten in ihrem Beruf schaffen.

Ein *unmittelbares Erfolgserlebnis* ermöglichen erfolgreiche Reanimationen, insbesondere wenn der reanimierte Patient eine günstige Prognose hat und die Reanimation nicht eine Leidens- oder Sterbensverlängerung bedeutet. SCHORS (1979) schreibt dazu: »Die Reanimation als ständige Herausforderung an die eigenen Fähigkeiten verschafft ein erhebendes Gefühl der Befriedigung über die eigene Tüchtigkeit und Lust am Vollzug der Reanimationsmaßnahmen, wenn der Patient weiterlebt. Wenn er aber stirbt, kann man sich darauf berufen, daß der Tod hier letztlich unvermeidlich ist«.

Aber nicht immer muß das Sterben des Patienten als Mißerfolg erlebt werden. Auch eine gute *Sterbebegleitung* kann sehr viel Befriedigung schaffen, wie die folgende Aussage einer Intensivschwester verdeutlicht:

»Für mich kann auch Erfolg bedeuten, wenn ich zum Beispiel jemanden begleiten kann im Sterben, wenn ich also die Zeit dazu habe, obwohl so viele Patienten auf Station sind. Denn sonst werden die Patienten einfach abgeschoben und sterben allein. Oder die Angehörigen sind hilflos neben einem Sterbenden. Ich hab' kürzlich einen Fall erlebt, bei dem es keine Angehörigen gab außer der Ehefrau. Die Frau war allein am Bett ihres Mannes, der eine Infektionskrankheit hatte mit 50 Jahren und einfach zu spät behandelt worden war. Und er ist dann sehr schnell gestorben. Für die Frau war das völlig unerwartet. Ich bin die ganze Schicht bei ihr im Zimmer gewesen. Ich war einfach nur da, und sie hat mir viel erzählt. Ich hab' mir alles angehört. Wir haben einfach zusammengesessen, bis der Mann gestorben ist. Da bin ich sehr zufrieden rausgegangen. Es war schlimm, aber irgendwie kann ich das akzeptieren, wenn ich die entsprechende Hilfe geben kann.«

Es kann auch als Erfolg erlebt werden, ein menschenwürdiges Sterben zu ermöglichen:

»Ein Erfolg für mich ist, wenn einer auf der Abteilung sterben muß, aber vorher der Tubus entfernt wird, so daß er noch mit seiner Frau sprechen kann.«

Wie stark der Wunsch nach Erfolgserlebnissen ist, verdeutlicht die Aussage einer Intensivschwester:

»Ich muß mich manchmal richtig bremsen, daß ich die Patienten nicht überfordere, wenn's ihnen besser geht. Ich denke gerade an einen Patienten, den wir morgens so unerwartet extubieren konnten. Wir wollten eigentlich nur die Schläuche vom Beatmungsgerät wechseln, als wir gemerkt haben, daß er selber atmen kann. Wir hatten damit überhaupt nicht gerechnet. Und in dem Moment kommen die Ärzte ins Zimmer. Und dann haben wir gesagt: ›Warum extubieren wir nicht?‹ Kaum gesagt, war der Tubus draußen. Und in dem Moment hätte ich ihn am liebsten schon in den Lehnstuhl gesetzt.«

Sterben von Patienten

Das Sterben von Patienten wird von den Intensivschwestern nicht immer nur als Belastung erlebt. Wenn lebensverlängernde Maßnahmen nur der Leidensverlängerung des Patienten dienen, so kann es zu Schuldgefühlen kommen und der Tod als Erleichterung empfunden werden.

»Wir pflegten ein 8jähriges Mädchen. Es ist von einem Lastwagen überrollt worden. Es ist unten wie bei einem Pfählungstrauma offen gewesen. Man mußte jeden Tag ein Stück Fleisch wegschneiden. Die Ärzte haben allen Ernstes das Gefühl gehabt, daß sie das Kind retten könnten. Wir haben alle gewußt, daß es eigentlich nicht richtig ist, wenn man das Kind rettet. Wir haben dann gesagt, so geht's jetzt nicht mehr. Jetzt müssen wir uns alle miteinander mal um das Bett stellen, wenn wir Verbandswechsel machen. Auch die Ärzte müssen das sehen. Und ich träum' praktisch nie vom Spital, ich schlafe auch gut. Ich habe irgendwie kein Problem damit. Da habe ich geträumt, daß sie als erwachsene Frau auf mich zukommt, an Stöcken laufend und immer noch eine Wunde da hat. Und ich habe gewußt, sie stirbt. Ich hab's gewußt. Ich habe dann auch mit ihr innerlich gesprochen.

Sie ist am Anfang noch bei Bewußtsein gewesen, das Kind, aber intubiert. Es hat geweint, es hat genickt. Das ist für alle ganz schlimm gewesen. Nach 8 Tagen hat man die Therapie abgesetzt. Und dann ist es nach ein paar Stunden tot gewesen.«

Die Belastungen, die Pflegende durch sterbende Patienten erleben, können sehr unterschiedlich sein. Bei alten, multimorbiden Patienten wird der Tod eher akzeptiert als bei jungen, die noch viel vom Leben zu erwarten gehabt hätten und mit denen sich die Krankenschwestern in viel stärkerem Ausmaß identifizieren können. Eine konstruktive Weise, Sterben und Tod zu verarbeiten, kann in der Entwicklung eines bewußten und intensiven Erlebens der eigenen Lebendigkeit bestehen.

»Mit wirklich alten Patienten, die sterben, habe ich keine Probleme. Da sage ich mir einfach, die Zeit ist abgelaufen. Sie haben das Leben gelebt. Da käme ohnehin noch viel Schlimmes auf sie zu mit all den Problemen, die sie jetzt hätten. Sie würden ganz massiv eingeschränkt sein. Bei jungen Patienten ist es für mich viel schwieriger, besonders wenn sie den gleichen Jahrgang haben. Das geht mir schon nach. Denn das sind Leute, das könntest du auch selber sein. Aber andrerseits ist es auch eine Erfahrung und eine Bereicherung. Ich habe seitdem die Freizeit und den Tag viel besser und bewußter genossen, und das ist das Positive an der Sache. Du gehst ganz anders durch's Leben.«

Schuld

Schuldgefühle entstehen in der Intensivpflege häufig dann, wenn eine Krankenschwester ihre Arbeitsaufgabe als *mit ihren persönlichen Wertmaßstäben nicht übereinstimmend* empfindet. Dies ist ein durchaus häufiger, aber schwer zu lösender Konflikt. Wegen der notwendigen Arbeitseffizienz ist es wichtig, daß das Pflegeteam aufeinander eingespielt ist und die gesteckten Ziele unhinterfragt verfolgt (z.B. Reanimation eines Patienten). Auf der anderen Seite sind die Krankenschwestern auf Intensivstationen besonders häufig mit *ethisch schwerwiegenden Situationen* konfrontiert, in denen es für sie auch darauf ankommt, eigenen Wertvorstellungen treu zu bleiben.

Das explizite Ziel der Klinik ist es, Leben zu erhalten. Auf der individuellen Ebene der Krankenschwester, die den Patienten tagtäglich pflegt, stellt sich zuweilen die Frage, um welchen Preis dies zu geschehen hat. Die Leidens- oder Sterbensverlängerung oder die Rettung des Lebens eines Patienten, der für den Rest seiner Zeit mit stärksten Beeinträchtigungen oder Verstümmelungen fertig werden muß, kann durchaus von der Krankenschwester schuldhaft erlebt werden, obwohl sie letztendlich nicht die Verantwortung trägt für die Entscheidung, eine Therapie fortzuführen oder einzustellen.

Ein Beispiel dafür, wie ein fachlich richtiges Handeln im Gegensatz stehen kann zur persönlichen Überzeugung von einem menschlichen Umgang mit dem Patienten, wird von einer Intensivschwester berichtet:

»Ich bin einmal in einen ziemlichen Konflikt gekommen, denn ich mußte anders reagieren als ich wollte. Ein kardiologischer Patient wurde schnell zu uns geschoben zum Intubieren wegen kardiogenem Schock. Er hat noch geatmet, aber schwer geatmet. Es war ein spanischer Patient, der kaum deutsch gesprochen hat. Und plötzlich bäumt der sich auf, krallt sich an mich und sagt zu mir: ›Schwester, ich jetzt sterben!‹. Meine Reaktion war, ihn wegzustoßen und was zu unternehmen, Alarm auszulösen, Herzmassage zu machen. Denn in dem Moment, als er sagte: ›Ich jetzt sterben‹, wurde er schon bewußtlos. Das hat mich hinterher sehr beschäftigt, weil meine letzte Handlung war, ihn wegzustoßen. Vom Gefühl her hätte ich ihn lieber gehalten, weil er sich an mich geklammert hat. Und ich habe auch so ein Gefühl gehabt, daß er nicht mehr zu

Bewußtsein kommt. Trotz Reanimations-Maßnahmen ist er auch tatsächlich gestorben. Das war für mich schlimm. Ich hab' mich halt verpflichtet gefühlt zu handeln, denn das ist unser Auftrag. Ich war allein im Zimmer, sonst hätte ich jemandem gesagt: ›Ruf du Hilfe!‹. Um an den Alarm-Knopf zu kommen, mußte ich ihn wegstoßen. Das habe ich bis heute nicht vergessen. Das ist nicht unbedingt Versagen. Aber es ist vielleicht menschliches Versagen. Ich hätte es eigentlich lieber anders gemacht.«

Ärger

Es wird oft zur Norm erhoben, daß die Rolle der Krankenschwester sich zwar durch *affektive Neutralität* auszeichnen sollte (ROHDE 1974, S. 296f), das heißt, die Krankenschwester ist gehalten, jeden Patienten unabhängig von eigenen Sympathien oder Antipathien bestmöglich zu pflegen. Es ist jedoch nicht zu vermeiden, daß in eine zwischenmenschliche Beziehung Affekte wie Ärger und Aggression hineinspielen. Je klarer und bewußter sich die Krankenschwester ihren eigenen Gefühlen stellen kann, desto besser kann sie auch zum Vorteil des Patienten damit umgehen.

In den Interviews schilderten uns die Intensivschwestern, daß sie sich am häufigsten über Patienten ärgerten, die hinsichtlich gesundheitsfördernder Maßnahmen uneinsichtig sind. Solche Patienten stellen das ganze pflegerische Engagement und Bemühen in Frage, indem sie durch ihr Handeln den Heilungsprozeß sabotieren oder zumindest hinauszögern.

»Wir haben viele Toxikomane. Die kommen zu uns mit einer Überdosis ihres Suchtmittels. Wir sagen dann oft: ›Nein, mein Gott, nicht schon wieder!‹. Manche kommen im halben Jahr 4-5mal. Außerdem sind da auch die Raucher. Ich als Nichtraucherin muß einen Raucher pflegen und ihn auffordern zum Inhalieren. Aber er weigert sich einfach. Ich erkläre ihm, warum ihm das helfen kann. Und wenn er nicht inhalieren will, setze ich nicht noch mehr Energie ein, um ihn zu überzeugen. Er soll das selbst entscheiden. Er kann das. Aber von ärztlicher Seite kriege ich dann wieder Druck: ›Du mußt ihn zum Inhalieren bringen. Es ist wichtig, daß der Schleim hochkommt‹. Ich kann nicht verstehen, wie jemand, der x-Mal am Beatmungsgerät hing, einfach wieder weiter raucht. Kaum ist das Gerät weg, will er wieder rauchen. Und wenn einer dann natürlich noch nicht einmal kooperativ ist für die Behandlungsmaßnahme, dann stinkt's mir einfach, ihn noch weiterhin pflegen und überzeugen zu müssen.«

Typische Beispiele hierfür sind also Suchtpatienten, die sich durch ihren Suchtmittelkonsum immer wieder aufs Neue gesundheitlichen Risiken aussetzen.

»Ich habe nie begriffen, wenn Coronar-Patienten, die einen Bypass bekommen haben, nachher gleich wieder rauchen wie ein Schlot. Natürlich, rauchen ist eine Sucht, aber wenn man sich soviel Mühe macht mit den Patienten ... Man macht eine teure Operation und versucht sein Bestes. Es fehlt einem dann halt das Verständnis dafür. Ich habe das schon oft als persönliche Niederlage erlebt.«

Im folgenden Beispiel wird der Ärger gegenüber dem Patienten offen wahrgenommen und benannt:

»Ich ärgere mich über Alkoholiker, die erbrechen, oder wenn sie eine Ösophagusvarizen-Blutung haben. Das Blut läuft oben raus, es läuft hinten heraus. Es läuft überall hinaus. Es ist einfach total grausig. Dann muß ich mich zusammenreißen, damit ich nicht denke: Ha ja, dann sauft halt noch mehr! Oder kaum sind sie aus dem Suff draußen, dann kommen so blöde Sprüche: ›Ja, gell, die, die immer saufen ..., die anderen‹. Wie wenn es sie selbst überhaupt nicht beträfe. Und dann bin ich sehr barsch denen gegenüber. Ich muß aufpassen, daß ich nicht zu ruppig bin und denen ganz kompromißlos sage: ›Reden wir über ihr eigenes Problem mit dem Alkohol. Ich möchte nicht über andere reden, die auch auf den Alkohol reinfallen‹. Ich weiß zwar, es ist eine seelische Krankheit. Ich weiß, ich könnte auch süchtig sein. Ich könnte mich genau so gehen lassen, und vielleicht hätte ich manchmal Lust dazu. Vielleicht ist das meine Sorge ...«

Ekel

Aufgrund der großen körperlichen Nähe zum Patienten, die der Pflegetätigkeit immanent ist, stellt sich die Frage nach dem Empfinden von Ekel, beispielsweise im Umgang mit Körperausscheidungen oder einem zerfallenden Körper. Ekel ist jedoch häufig ein *Tabuthema* in der Pflege (vgl. SOWINSKI 1991).

Eine Intensivschwester, die eine Patientin mit schwersten Hautinfektionen zu pflegen hatte, schildert das so:

»Alles war infiziert und hat gestunken. Und dann lag sie immer in einer Soße von Flüssigkeiten. Aber sich das einzugestehen, daß einen das ekelt, das ist schwer. Mittlerweile kann man's sich schon erlauben, in unserem Team zumindest. Aber ich habe schon auf anderen Intensiv-Stationen gearbeitet, wo das nicht möglich war. Da war man keine gute Krankenschwester, wenn man das nicht schaffte.«

Solange das Ideal hochgehalten wird, daß man sich als Krankenschwester nicht vor dem Patienten ekeln darf, findet diese Problematik keinen Eingang in die Aus- und Weiterbildung, und die betreffende Krankenschwester bekommt keine Unterstützung im Team. Darunter leidet auch der Patient, da die Bewältigung von Ekelgefühlen für die Krankenschwester leichter ist, wenn man über sie sprechen kann, und sie nicht einfach nur Privatsache bleiben.

Angehörige

Die Intensivschwestern erleben Angehörige ihrer Patienten oft auch als hilfsbedürftige Menschen, die betreut werden müssen. Sie brauchen vor allem psychische Unterstützung. Die Angehörigen sind extrem belastet, wenn sie sich mit dem plötzlichen und unerwarteten Tod oder drohenden Sterben ihres Familienmitglieds konfrontiert sehen. Entsprechend groß ist die Belastung der Intensivschwestern im Umgang mit ihnen.

»Da ist eine junge Frau, deren Mann einfach von einem Tag auf den anderen umfällt, bewußtlos ist und nicht mehr erwacht. Und man fragt sie jetzt, ob man seine Organe rausnehmen darf. Wie soll man der Frau helfen? Für mich ist das eine schlimme Situation. Ich nehme das Problem mit nach Hause, und es geht mir extrem nahe. Ich kann mir keine Luft verschaffen in dem Moment.«

Oft gibt es von seiten der Angehörigen den nachvollziehbaren

Wunsch, daß bei ihrem Familienangehörigen therapeutisch alles, was nur irgend möglich ist, ausgeschöpft wird, obwohl dies eventuell gar nicht mehr sinnvoll ist.

»Da ist soviel Druck von den Angehörigen, die unbedingt wollen, daß der Patient weiterlebt. Und das gibt dann auch Druck auf die Ärzte, daß man dann noch alles Mögliche macht, obwohl keine Aussicht mehr besteht.«

Ganz allgemein gibt es zwischen Krankenschwestern und Angehörigen ähnliche Reibungspunkte wie in der Krankenschwester-Patient-Beziehung. Ein immer wiederkehrendes Problem ist dabei das der *Nähe und Distanz.*

»Für mich ist es schwierig, daß die Angehörigen bei uns den ganzen Tag und die ganze Nacht da sein dürfen. Nur wegen ganz spezieller Tätigkeiten darf man sie rausbitten. Es gibt Angehörige, die stehen dir die ganze Zeit auf den Füßen rum. Denen mußt du die ganze Technik erklären. Das ist mir manchmal zuviel. Die sind einfach immer da.«

Sehr drastisch und eindringlich schildert eine Intensivschwester dieses Problem, typischerweise mit der Mutter einer Asthmatikerin.

»Die Mutter von der Astmatikerin, die hat mich wirklich gekrallt auf eine Art und Weise, die ich nicht vertragen konnte. Es war schwer für mich, da höflich zu bleiben. Die hätte am liebsten sofort mit mir Freundschaft geschlossen. Sie hat mich richtig überfallen und hat immer hinter mir gestanden, wenn ich was gemacht habe. Nicht, daß sie mich kontrollieren wollte. Ich konnte mich einfach nicht mehr frei bewegen an dem Bett. Das war sehr schwierig.«

In diesem Beispiel übertragen sich offensichtlich typische Muster der Beziehung Mutter-Tochter auf die Beziehung Mutter-Krankenschwester: Es kommt zu einem Hin und Her zwischen Anziehung und Ablehnung, Anklammerungs- und Distanzierungstendenzen, wie es für Asthmatikerfamilien typisch ist (vgl. HERRMANN et al. in UEXKÜLL 1979, S. 621) Die Krankenschwester wird als Beziehungspartnerin der Mutter sozusagen in die Rolle der kranken Tochter versetzt und erlebt nun am eigenen Leib deren Anklammerungstendenzen. Die Krankenschwestern sind überfordert, wenn sie ohne Hilfe aus solchen für Übertragungsbeziehungen typischen Verwicklungen herausfinden sollen.

Die Angehörigen selbst können manchmal dadurch sehr belastet sein, daß sie die Erkrankung ihres Familienmitglieds schuldhaft erleben, sei dies nun realitätsgerecht oder nicht.

»Wir haben im Moment einen sehr aktuellen Fall einer jungen Patientin, die verheiratet ist und vier Kinder hat und einen sehr netten Ehemann. Die haben einen Disput gehabt, wie das bei jedem Ehepaar mal vorkommen kann. Und in dem Moment ist ihr Aneurisma geplatzt. Der Mann ist jetzt einfach stundenlang am Bett und kümmert sich liebevoll um seine Frau. Man denkt manchmal, daß nicht die Frau die Person ist, die man pflegen muß, sondern daß der Mann viel mehr Hilfe braucht. Man muß ihm klarlegen, daß er mal abschalten muß, mal was essen und mal wieder rausgehen muß.«

Die Intensivschwestern fühlten sich in diesem Fall gefordert, Entlastung zu schaffen, es fehlt ihnen jedoch an psychotherapeutischer Schulung, um eine solche Intervention kompetent durchführen zu können.

Im folgenden Beispiel wendet eine Angehörige ihre ganze Wut und Enttäuschung über den drohenden Verlust ihres Gatten nach außen und klagt alle an, durch fehlerhafte Behandlung an seinem schlechten Zustand Schuld zu sein. Offensichtlich wurde dabei die Wut auf den kranken Ehemann auf das Behandlungsteam verschoben:

»Die Frau eines Patienten hat gegen den Hausarzt prozessiert, gegen die Poliklinik, gegen das Krankenhaus, einfach gegen alles pauschal. Der Patient ist nicht sehr einsichtig gewesen in seiner Krankheit. Er war ein bißchen forsch und wollte die Therapie nicht mitmachen. Und dann ist alles in die Hose gegangen. Er ist in einen sehr bedrohlichen Zustand gekommen. Für uns ist es sehr belastend gewesen, denn wir mußten ganz genau schauen, was wir wie dokumentieren, damit ja nicht irgendwann einmal vergessen wird, einen Blutdruckwert aufzuschreiben und sie dadurch eine Handhabe gegen die Klinik bekommt. Da ist man dauernd, wenn sie da gewesen ist, unter Streß gestanden, weil sie dann alle etwas Ähnliches gefragt hat, aber immer ein bißchen anders. Und wehe, die Antworten sind voneinander abgewichen! Dem Patienten ist es immer schlechter gegangen. Und im Laufe der Zeit hat die Frau einfach ihre Geschichte erzählt. Dann ist rausgekommen, daß dies schon ihr vierter Mann ist, mit dem sie erst vier Jahre verheiratet ist und den sie jetzt wieder verliert. Man konnte sie verstehen und sagen: Das tut weh! Das ist der Schmerz, deshalb verhält sie sich so.«

Dieser Fall nahm eine gute Wendung, da es zwischen Krankenschwester und der Angehörigen möglich war, über die tieferen Gründe ihres Verhaltens zu sprechen.

Immer wieder kommt es durch Angehörige zu Spaltungsversuchen zwischen einzelnen Krankenschwestern oder zwischen Krankenschwester und Arzt. Die Angehörigen geben dabei zum Beispiel angebliche Aussagen des einen an den andern zum Teil verdreht weiter oder versuchen den einen gegen den andern auszuspielen. Diese Manipulationstendenzen können verstanden werden als Versuche, sich aus eigener erlebter Hilf- und Machtlosigkeit zu befreien. Dies geschieht vor allem dann, wenn die Angehörigen nicht in der Lage sind, ihren Willen und ihre Wünsche offen zu äußern, weil sie eine Konfrontation befürchten, die für sie nicht aushaltbar ist. Ein Mittel, solchen Manipulationstendenzen entgegenzuwirken, besteht darin, wichtige Mitteilungen und Gespräche mit Angehörigen immer im Beisein von Arzt und Krankenschwestern oder allen an der Pflege dieses Patienten Beteiligten zu führen.

Es gibt jedoch auch das Problem der unter sich zerstrittenen Angehörigen. Eine Intensivschwester, die beiden Seiten und auch dem Patienten gerecht werden will, hat einiges dabei auszuhalten.

»Das war eine ganz makabere Situation: Eine junge Tumorpatientin lag im Sterben. Auf der einen Seite war die Familie, auf der anderen Seite der ausländische Freund, den die Familie nie akzeptiert hatte. Der hatte halt eine andere Art, der konnte das alles nicht verkraften. Der hat die Patientin immer geschüttelt und angefleht: ›Geh' nicht von mir!‹. Und die Mutter hat dauernd aufgeschrien, wenn er sie angefaßt hat. Ich habe dann immer gesagt: ›Er kann ihr nicht weh tun, lassen Sie doch‹. Aber die Mutter fing immer wieder zu schreien an. Ich war zwischen den Fronten und fühlte mich wie die Patientin. Das war furchtbar. Die Angehörigen laden viel auf uns ab, ihre ganzen Probleme. Oder versuchen sie auf uns abzuladen.«

3. Beziehungsprobleme zwischen Krankenschwester und Arzt

Innerhalb der Pflegetätigkeit gibt es Bereiche, in denen die Krankenschwester ganz selbständig arbeitet, und andere, in denen sie in enger Verwiesenheit auf den Arzt tätig ist. Insofern ist der Arzt auch der »Vorgesetzte« der Krankenschwester und des Pflegers, aber nur für den Bereich seiner sachlichen Zuständigkeit (vgl. GENEWEIN et al. 1976).

In den Interviews äußerten die Intensivschwestern, daß zwischen Krankenschwestern und Ärzten im Krankenhausalltag die weitaus häufigsten Konflikte entstehen. Dies erscheint nicht verwunderlich, da Ärger zwischen diesen beiden in enger Zusammenarbeit stehenden Berufsgruppen eher zugelassen werden kann. Es entstehen weniger Schuldgefühle als bei Ärger über die anvertrauten Patienten oder deren Angehörige. Die Ärzte als Vertreter der naturwissenschaftlich orientierten Medizin erscheinen aufgrund ihrer Position im hierarchisch orientierten Kliniksbetrieb belastbarer und können eher verkraften, mit Ärger und Rivalitäten konfrontiert zu werden. So können die Krankenschwestern ihnen gegenüber Ärger und Aggressionen ohne Schuldgefühle zulassen. Denn sie wissen, daß die Ärzte genauso wie sie zu einer Berufsgruppe gehören, deren Schutz sie in Anspruch nehmen können.

Häufig wiederkehrende Konfliktherde zwischen Krankenschwestern und Ärzten liegen darin, daß die Krankenschwester sehr dicht am Patienten arbeitet und dadurch viel über sein Befinden weiß. Auch kann sie aufgrund jahrelanger Berufserfahrung viel Wissen um Prognose und Therapie des Patienten einbringen. In der hierarchischen Struktur der Institution Klinik mit ihrer klaren Trennung zwischen behandelnden Ärzten und pflegenden Krankenschwestern findet sie damit jedoch oft nur wenig Gehör.

»Das Dilemma ist einfach, daß der Arzt die Kompetenz und das Recht hat, eine Verordnung zu machen. Ob die jetzt falsch oder richtig ist, das sei dahingestellt. Aber die Schwester am Bett weiß, daß man das seit jeher anders macht. Oder bei der Verordnung stimmen Menge und

Dosierung nicht. Aber sie kann sich eigentlich im Prinzip gar nicht dagegen wehren.«

Das Befolgen und die Wertschätzung ihrer Beobachtungen, Informationen und Ratschläge hängt sehr von der Persönlichkeit des jeweiligen Arztes ab, je nachdem, ob diese nun aufmerksam oder abweisend gegenüber anderen Meinungen ist. Eine Krankenschwester, die ihr Selbstwertgefühl aus der vom Arzt erhaltenen Wertschätzung ihrer Arbeit schöpft, ist sehr irritierbar und macht sich sehr verletzlich. Bei häufigem Assistenzarztwechsel finden sich die Pflegenden immer wieder mit wechselnden Vorstellungen der Ärzte und einer anderen Haltung zur Wertigkeit ihrer Arbeit konfrontiert.

Eine besondere Schwierigkeit entsteht dann, wenn die Krankenschwestern den Mangel an Erfahrung bei jungen Assistenten durch eigenes Wissen und Zutun auszugleichen versuchen. In der Anfangsphase mag dies der eine oder andere Assistenzarzt als hilfreich empfinden, im weiteren Verlauf und bei zunehmender Selbstständigkeit und Berufserfahrung des Arztes kann dies aber zu Konflikten mit den Krankenschwestern führen.

»Die neuen Assistenten müssen relativ schnell auf eigenen Füßen stehen. Wenn das nicht klappt, müssen wir sehr gut Bescheid wissen und uns um sehr viel kümmern. In anderen Situationen müssen wir uns dann wieder vom Assistenten abkanzeln lassen. Wenn wir zum Beispiel meinen, daß der Patient aus dem und dem Grund mehr Flüssigkeit braucht, sagt der Arzt: ›Nein, das braucht er nicht!‹ Und das ist für mich schwierig.«

Die Unterschiede in Nähe und Distanz zwischen Arzt und Patient und Krankenschwester und Patient führen zu weiteren Konfliktpunkten in der Arzt-Schwester-Beziehung. Da der Patient den Arzt in einer anderen Rolle weiß, kann er ihm in einer völlig anderen Haltung und mit anderen Erwartungen gegenübertreten als der ihn tagtäglich betreuenden Krankenschwester. So entsteht für den Arzt unter Umständen ein im Vergleich zu den Berichten der betreuenden Krankenschwester ganz anderes Bild vom Patienten. Dieses Bild kann sehr viel Einfluß auf seine ärztliche Handlungsweise haben, wenn er es zum alleinigen

Maßstab für seine Entscheidungen nimmt, ohne den Versuch zu unternehmen, das von der Krankenschwester gelieferte konträre Bild vom Patienten zu integrieren. In dieser Konstellation kann es zu Aufspaltungen kommen, indem ein Patient etwa dem Arzt Optimismus vermittelt, der Krankenschwester jedoch seine ganze depressive Seite zeigt.

»Ich bin acht Stunden am Bett. Ich kenne den Patienten genau. Es entsteht unter Umständen sehr viel Nähe zwischen uns. Er redet offen mit mir, daß er Angst hat. Und der Arzt kommt für fünf Minuten rein. Sie sprechen über die tolle Therapie, und dann so von Mann zu Mann noch. Und der Patient wird putzmunter. Nach fünf Minuten ist der Arzt wieder draußen, und der Patient hängt wieder gleich rum. Das stinkt mir. Ich bin da die einzige, die das sehen und aushalten muß und doch nichts machen kann.«

Diese Aufteilung wirkt sich oft auch aus auf eine gegensätzliche Schwerpunktsetzung in der *Behandlung Sterbender:*

»Wenn es immer klarer auch für die Angehörigen wird, daß der Mensch jetzt stirbt, dann sind meine Bedürfnisse als Schwester, die am Bett ist, auch ganz anders. Ich finde es dann lächerlich, wenn sich die Ärzte an den gemessenen Werten festhalten und noch zusätzlich irgendwelchen Schmarren verordnen. Das ist für mich schlimm. Das zerreißt mich fast, das Zweigleisige. Einerseits würde ich den Leuten noch gern etwas bieten, um irgendwie den Frieden zu finden und Abschied zu nehmen, und andererseits hetzt man mich mit Medikamenten rein und raus und macht einfach weiter. Man weiß eigentlich schon, daß der Mensch tot ist. Die Ärzte wollen dann keine Medikamente mehr geben, sagen aber dann gleichzeitig: ›Antibiotika wollen wir jetzt nicht absetzen‹. Sie treffen den Entscheid, jetzt nichts mehr zu machen, nicht in letzter Konsequenz.«

Diese Zweigleisigkeit im Behandlungsziel ist sehr belastend für die Intensivschwester, muß sie doch vor den Angehörigen diese Inkonsequenzen oftmals noch rechtfertigen. Die Gründe für diese inkonsequente Haltung des Arztes mögen darin liegen, daß er unentschieden ist über Absetzung oder Weiterführung der Therapie. Wenn dieser Zwiespalt nicht von ihm bearbeitet und gelöst wird, führt es dazu, daß therapeutisch »sowohl gebremst als auch Gas gegeben wird«.

Ein weiterer typischer Konflikt zwischen den beiden Berufsgruppen entsteht aus dem unterschiedlichen Selbstverständnis der beiden *Berufsbilder.* Die naturwissenschaftlich orientierten Mediziner setzen andere Präferenzen beim Patienten als die einem ganzheitlichen Ansatz sich verpflichtet fühlenden Pflegenden.

An dem folgenden Beispiel wird das deutlich:

»Was viel Ärger auslöst, ist, daß wir den Patienten gegenüber eine ganz andere Haltung haben als die Ärzte. Wir müssen oft kämpfen, daß wir anerkannt werden. Oft werden wir belächelt. So war es auch bei einer Patientin, die nüchtern bleiben sollte wegen einer eventuellen Magenspiegelung. Ich habe immer wieder nachgefragt, wann denn das entschieden wird mit der Magenspiegelung, weil sie Hunger hatte und schon so lange nüchtern war. Dann war die Antwort der Ärzte: ›Das ist doch nicht so wichtig! Sie hat andere Probleme‹. Für sie war es aber wichtig, sie fragte mich auch andauernd danach. Die Ärzte wollen diese Sachen einfach nicht sehen. Das gibt sehr viel Ärger und Streß.«

Hierbei spielt auch eine Rolle, daß die Krankenschwester als *Zuständige für die Erfüllung menschlicher Grundbedürfnisse* gegenüber der technisch orientierten Medizin, der Bewunderung gezollt wird und die im Klinikbetrieb eine höhere Wertschätzung genießt, weniger Beachtung findet.

Ein noch krasseres Beispiel für den Gegensatz im beruflichen Selbstverständnis zeigt sich in dem folgenden Zitat:

»Es kommt mit den Ärzten oft zu Meinungsverschiedenheiten, wenn es einem Patienten, der neu aufgenommen wird, sehr schlecht geht. Es wird klar, daß er in nächster Zeit sterben wird. Man versucht zwar noch alles zu machen, aber ohne Aussicht auf Erfolg. Dann intervenieren wir oft: ›Können die Angehörigen nicht noch ans Bett?‹ Dann sagt der Arzt: ›Nein, ich muß erst noch den Katheter legen‹. Die Ärzte sehen die menschliche Seite einfach zu wenig. Wir müssen uns sehr einsetzen, um durchzusetzen, daß der Arzt seine Maßnahme unterbricht, da und dort noch Katheter zu stecken, obwohl man schon weiß, daß es sowieso nichts mehr bringt. Wir müssen dann immer wieder Druck machen, daß die Angehörigen den Patienten noch mal kurz sehen können. Oft stirbt der, und sie sind draußen, ohne Abschied genommen zu haben.«

Oft entwickeln Krankenschwestern jedoch auch eine *positive Übertragungsbeziehung* zu bestimmten Ärzten. Diese kann von ihnen als sehr hilfreich erlebt werden angesichts aufkommender Hilf- und Hoffnungslosigkeit gegenüber infausten Verläufen bei Patienten. Bisweilen jedoch kommt es auch zu überhöhten Erwartungen und in der Folge zu Enttäuschungen über den Arzt. Wenn dieser nicht von sich aus über eine realitätsgerechte Einschätzung seiner Möglichkeiten verfügt, sondern sogar die übertriebene Wertschätzung durch andere für sein Selbstbewußtsein braucht, um etwa damit die eigene Kränkung über therapeutische Mißerfolge zu kompensieren, kann es leicht nach diesem »Höhenflug« zum »Absturz« kommen.

4. Hilfsmöglichkeiten

Als größte Hilfe wird von den Pflegenden der Rückhalt im Pflegeteam beschrieben (vgl. DUHR 1985b). Da Intensivschwestern in einem *menschlichen Extrembereich* ihre Arbeit tun, ist es nicht verwunderlich, daß sie sich zur gegenseitigen Stützung zu einer kohärenten Gruppe zugehörig fühlen und zusammenschließen (möchten). Wo dies nicht gelingt, liegt auf dem einzelnen eine sehr viel größere Belastung.

Als weitere Entlastungsmöglichkeiten wurden in den Interviews Teilzeitarbeit und Rotationsmöglichkeiten auf andere Stationen genannt. Als problematisch bei den Rotationen sehen die Intensivschwestern jedoch den Wechsel im Pflegeteam an. Denn die angestrebte Gruppenkohärenz wird durch solche Fluktuationen erschwert.

Als weitere Hilfsmöglichkeit wird der Wunsch nach mehr psychologischer Unterstützung genannt, etwa in Form von Balint- oder Supervisionsgruppen. Oft jedoch gibt es einen Widerstand gegen die Teilnahme an solchen Gruppen. Das liegt möglicherweise darin begründet, daß die Konzentration auf die rein somatische Seite ohne Berücksichtigung der psychischen Situation des Patienten – und auch der eigenen psychischen Verfassung – zunächst als weniger belastend erscheint. So können, beschränkt auf das rein Somatische, psychisch belastende Momente abgewehrt werden.

5. Motive für den Beruf als Intensivschwester

Viele Intensivschwestern haben eine auf die Grundausbildung aufbauende Zusatzausbildung durchlaufen. Eine Schwester, die vor ihrer Intensivausbildung eine Stationsleiterinnenposition innehatte, schildert ihre Gründe zur Entscheidung für eine solche Ausbildung wie folgt:

»Ich wollte einfach weg von der Organisiererei auf Station. Ich hatte eine Gruppe mit Pflegerinnen und Schülerinnen. Und wir hatten bis zu zehn Patienten zu betreuen. Ich habe mit dem einzelnen Patienten nicht mehr viel Kontakt gehabt, höchstens, wenn es mal irgendwo geklemmt hat. Die interessanten Sachen hat die Schülerin gemacht. Ich habe sie nur supervidiert. Und das, was man selbständig hätte machen können, hat die Pflegerin gemacht oder die Pflegehilfe. Letztendlich bin ich eigentlich nur der Apothekenkiste hinterhergerannt, habe Röntgenbilder umsortiert und habe das Telefon abgenommen. Ich habe mich dann gefragt: ›Was machst du da eigentlich?‹ Ich wollte auf die Intensiv-Station gehen, wo ich ganz wenige Patienten habe und mich total und allumfassend mit einem einzelnen Menschen beschäftigen kann.«

In unseren Interviews wurden immer wieder der intensive Kontakt und die Nähe zum einzelnen Patienten genannt, die den Ausschlag für den Wechsel auf die Intensivstation gaben. In den früheren Tätigkeitsbereichen hatten die Pflegenden durchweg eine größere Anzahl Patienten pro Schicht zu betreuen.

Die Arbeit auf einer Intensivstation erfordert eine sehr viel engmaschigere Betreuung und größere Nähe zum einzelnen Patienten und ist verbunden mit der Tatsache, daß auf solchen Stationen sehr viel *Trennungen* stattfinden, sei es durch Tod oder Verlegung des Patienten. Das wirft die Frage auf, warum Menschen eine Arbeit wählen, die einerseits ein hohes Maß an Einzelkontakt bietet, andererseits aber erfordert, daß dieser immer wieder auf zum Teil sehr drastische Weise abgebrochen werden muß. SCHORS (1979) schreibt über die Berufsmotivation von Intensivpflegepersonal: »... daß der Versuch, eine unbewußte Angst vor dem Tod, vor der Trennung, das heißt frühkindliche Angst vor Objektverlust zu bewältigen, dazu führt, einen Arbeitsplatz zu suchen, wo das gefürchtete Trennungserlebnis besonders häufig ist«. Die Motivation zur Arbeitsplatzwahl kann demnach so verstanden werden, daß eigene Ängste (z.B. vor schwerer Erkrankung und Tod) dadurch zu bewältigen versucht werden, daß die angstmachenden Situationen nicht gemieden, sondern sogar gesucht werden.

Diesen Gedanken muß man nicht übernehmen. Aber wir meinen, jeder, der in einem solchen Extrembereich arbeitet, muß ihn sich als Frage vorlegen und sich damit auseinandersetzen. Das wird nicht ohne Gespräche mit Kolleginnen und Kollegen gehen und, davon sind wir überzeugt, nicht ohne Unterstützung durch eine Supervisionsgruppe.

Krankenpflege in der Geriatrie

Aufgrund der besseren Lebensbedingungen und der Errungenschaften der modernen Medizin steigt die Lebenserwartung der Bevölkerung beträchtlich. Mit fortschreitendem Alter treten jedoch immer mehr Krankheitssymptome auf (Multimorbidität). Da sich die gesellschaftlichen Strukturen gewandelt haben, das Familienleben sich auf die sogenannte Kleinfamilie beschränkt und die Familien eine wachsende örtliche Mobilität aufweisen, ist eine häusliche Pflege der älteren Generation durch die Jüngeren viel seltener geworden. Alte Menschen, die krank sind oder nicht mehr allein leben können oder deren häusliche Versorgung nicht mehr gewährleistet ist, werden deshalb häufig in Pflege- oder Altersheime aufgenommen. Ist der Aufwand an medizinischer Versorgung und Pflege besonders groß, werden sie oft zu Langzeitpatienten geriatrischer Stationen. So kommt es, daß der Bedarf an Pflegestationen in der Geriatrie immer mehr steigt.

1. Spezifische Aspekte der geriatrischen Pflege

Geriatrische Stationen in Krankenhäusern werden aus den genannten strukturellen Gründen immer mehr zu *Pflegestationen.* Es wird versucht, eine »Wohnheimatmosphäre« mit einer entsprechenden Innenausstattung (Gruppenraum, Erlaubnis zur Haustierhaltung etc.) und spezifischen vom Personal angebotenen Aktivitäten für solche Patienten zu schaffen, die noch dazu in der Lage sind (begleitete Ausflüge, Zirkusbesuche, Kleidereinkäufe, Gaststättenbesuche etc.). Das Aufenthaltsziel der geriatrischen Patienten ist im Unterschied zu Patienten anderer Abteilungen nicht primär die schnellstmögliche Genesung und Entlassung aus dem Krankenhaus, da dies für viele geriatrische Patienten ohnehin nicht zu verwirklichen ist. Damit unterscheiden sich Geriatriepatienten vom Gros der übrigen Krankenhauspatienten. Das Ziel bei geriatrischen Patienten ist, mittels rehabilitativer Maßnahmen dem Patienten im Rahmen seiner noch vorhandenen Möglichkeiten ein Maximum an Autonomie zu erhalten und ein weitgehend »normales« Leben zu bieten, sei dies zu Hause oder in einem Heim. Es kann aber auch einen Daueraufenthalt auf der Abteilung bis zum Lebensende bedeuten.

Eine Folge dieser Situation ist, daß auf geriatrischen Pflegestationen oft ein sogenanntes »Hausarztsystem« besteht. Das bedeutet, daß der zuständige Arzt nur nach Vereinbarung oder auf Anforderung seitens der Pflegenden kommt. Es liegt damit in ihrer Verantwortung, den Arzt zu rufen, wenn der Zustand eines Patienten das dringlich erscheinen läßt.

Problempatienten

Geriatrische Patienten weisen oft eine Multimorbidität auf, das heißt, es liegt bei ihnen eine Vielzahl voneinander abhängiger und unabhängiger Erkrankungen oder Störungen vor. Die Organsysteme sind aufgrund des Alters des Patienten zunehmend be- oder gar überlastet. Dadurch ist die Gefahr ihrer Dekompensation gegeben. Deshalb werden die Pflegenden mit einer Vielfalt von Krankheitsbildern konfrontiert und sind entsprechend gefordert.

Die Pflegenden berichten, daß es darüber hinaus besonders mit solchen Patienten Schwierigkeiten gibt, die gefährdet sind, sich auf ihren Ausgängen zu verirren, die Orientierung zu verlieren, die nicht auf die Station zurückkehren wollen, oder die einfach vergessen, wohin sie gehen wollten. Bei nicht geschlossen geführten Stationen tritt dieses Problem immer wieder auf. Entsprechend groß ist der Verantwortungsdruck bei den Geriatrieschwestern und -pflegern, möglichen Risiken und Gefahren für die Patienten vorzubeugen.

Von den Geriatrieschwestern und -pflegern werden als weitere schwer zu pflegende Gruppe jene Patienten genannt, mit denen keine Kommunikation mehr möglich ist (z.B. demente Patienten). Ebenso werden Patienten mit zusätzlichen psychiatrischen Störungen als belastend in der Pflege empfunden. Das sind zum Beispiel Patienten mit Wahnideen, fremd- oder autoaggressiven Durchbrüchen und so weiter, die im Rahmen einer primär nicht-psychogeriatrischen Stationskonzeption und Personalausbildung schwer zu pflegen sind.

Ein Geriatriepfleger beschreibt das so:

»Sehr anstrengend ist es, wenn man drei oder vier Patienten zu pflegen hat, die weglaufen könnten oder sich sonst sehr auffällig verhalten. Sie nehmen dann einfach die Hälfte der Zeit in Anspruch. Für alle übrigen, bei denen alles normal läuft, bleibt dann nur noch der Rest.«

Wertschätzung der geriatrischen Pflege

Entsprechend der nicht sehr hohen Wertschätzung des alten Menschen und gegenüber dem Älterwerden überhaupt in unserer Gesellschaft ist die Wertigkeit, die der Betreuung und Pflege von Alten beigemessen wird, eher niedrig. Alte Menschen sind gesundheitlichen und sozialen Veränderungen ausgesetzt, die sich einschränkend und defizitär auswirken können. Ihre (noch vorhandenen) Kompetenzen sind in unserer fortschrittsgläubigen und an den Idealen von Jugendlichkeit orientierten Leistungsgesellschaft kaum gefragt. Älterwerden und Altsein macht Angst. Es bedeutet das zunehmende Aufgebenmüssen von Möglichkeiten und Ressourcen, die einem früher ohne weiteres zu Verfügung standen. Außerdem ist es ein Schritt näher zu Sterben und Tod. Daraus ergibt sich, daß die Betreuer alter Menschen auch weniger Wertschätzung erhalten (SOWINSKI 1991).

Eine Geriatrieschwester beschreibt:

»Ich habe gemerkt, daß die Geriatrie ein Gebiet ist, das ein bißchen verpönt ist. Letzthin hat mich jemand gefragt: ›Ja was, Sie arbeiten im Spital? Aber nicht in der Geriatrie?!‹ Dann habe ich gesagt: ›Doch!‹ ›Aber Sie sind arm dran!‹«

Altenpfleger haben meist auch eine kürzere Ausbildungszeit als Krankenschwestern. Deshalb sind sie oftmals selbst in der geriatrischen Pflege, die ihr zentrales Tätigkeitsfeld bildet, gegenüber Krankenschwestern benachteiligt. Letztere nehmen oft die Führungspositionen in geriatrischen Abteilungen ein.

»Ich empfinde eine Leere, weil ich beruflich weitermachen möchte, aber als Geriatriepflegerin kaum Möglichkeiten dazu habe. Ich finde, unser Beruf wird zu wenig gefördert. Die ›Vollschwestern‹ haben, was sie brauchen. Sie können überall arbeiten, aber wir sind auf die geriatrische Pflege begrenzt. Und selbst in der können wir nicht mal eigenverantwortlich arbeiten. Nur einige Stationen werden von Geriatriepflegerinnen geleitet. Unsere Eigenständigkeit ist nicht gewährleistet. Wir dürfen die Verantwortung für das, was wir machen, nicht selber übernehmen.«

Motive für die Berufswahl

Als ein Grund zur Berufswahl wird im Gespräch mit den Geriatrieschwestern und -pflegern die kürzere und weniger anspruchsvolle Ausbildung im Vergleich zur Krankenpflegeausbildung angegeben. Auch wird als Motiv erwähnt, daß besonders in der Geriatrie der menschliche Aspekt des Pflegens im Vordergrund stehe.

Ein Geriatriepfleger sagte hierzu:

»Der Hauptgrund zur Berufswahl für mich war, daß ich etwas arbeiten wollte, was mit dem Menschen zu tun hat, und nicht etwas rein Medizinisches. Also etwas, wo man wirklich mit dem Menschen zusammenarbeitet. Wo es mehr mit dem Herzen zugeht als mit dem Verstand.«

Manchmal sind es auch positive Erfahrungen mit alten Menschen, zum Beispiel mit den eigenen Großeltern, die den Ausschlag zur Ergreifung dieses Berufs gaben.

Ein Geriatriepfleger:

»Ich bin in einer Großfamilie aufgewachsen und habe eine Großmutter gehabt, die mich sehr fasziniert hat. Ich habe immer sehr viel Kontakt mit ihr gehabt. Und als sie krank geworden ist, habe ich sie gepflegt. Sie wollte sich auch nur von mir pflegen lassen. Ich mußte sie immer waschen und ihr helfen, bis sie schließlich ins Krankenhaus mußte, wo sie dann gestorben ist. Das war sicher ein Grundstein für meine Berufswahl«.

Die Konfrontation mit Leiden, Siechtum und Tod stellt zwar eine Belastung dar, aber da es sich bei den Patienten in der Regel um sehr alte Menschen handelt, ist die Gefahr, sich zu sehr mit den Patienten zu identifizieren, eher gering. Den Pflegenden ist mehr *Abgrenzung* möglich. Gleichwohl erlaubt diese Art der Arbeit eine Auseinandersetzung mit dem eigenen Altern und dem Tod.

2. Beziehungsthemen in der Altenpflege

Autonomie – Abhängigkeit – Regression

Die Phase des Alterns ist gekennzeichnet durch Einschränkungen im gesundheitlichen und im sozialen Bereich. Lange bestehende Beziehungen brechen durch Tod des Beziehungspartners ab, soziale Aktivitäten (Sport, Reisen, Hobbys etc.) können zunehmend weniger ausgeübt werden. Sei es, daß der gewohnte Partner hierfür nun fehlt, oder sei es, daß die eigene gesundheitliche Verfassung dies nicht mehr erlaubt. Älterwerden bedeutet die Aufgabe des Berufs, was zu finanziellen Einschränkungen führen kann. Es kann auch den Auszug aus der Wohnung und den Wegzug aus der altbekannten Umgebung bedeuten. Außerdem kann es zum Verlust von Beziehungsmöglichkeiten wegen Gesundheits- und Verhaltensänderungen bei wichtigen Bezugspersonen kommen.

Älterwerden bedeutet daher *Trennung* und *Verlust*. Es erfordert die Auseinandersetzung mit dem zunehmenden Wegfall geliebter Bezugspersonen, gewohnter Tätigkeiten und Möglichkeiten. Solche Verluste können nur durch *Trauerarbeit* überwunden werden. Besonders ältere Menschen haben Schwierigkeiten, Trauerarbeit zu leisten, da diese das Vorhandensein einer ausreichenden inneren Stabilität voraussetzt mit noch vorhandenen anderen wichtigen Bezugspersonen und Befriedigungsmöglichkeiten (vgl. RADEBOLD in UEXKÜLL 1979, S. 731). Die Abwehr- und Bewältigungsprozesse zur Aufrechterhaltung der inneren Stabilität zeigen sich bei Älteren unter anderem in einer Verschärfung und Erstarrung bisheriger Charakterzüge (z.B. wird aus Sparsamkeit Geiz) mit einer Tendenz zur Starrheit in allen Einstellungen.

Trennungen und Verluste bedrohen die seelische und körperliche Integrität und sind eine schwerwiegende Form von psychischem Streß. Bei fehlenden Ressourcen zur Bewältigung dieser Streß-Situationen kann es zu Gefühlen von *Hilf- und Hoffnungslosigkeit* kommen. Die dabei aufkommenden Ängste führen dazu, daß der alte Mensch in eine regressive Haltung gerät: Es besteht die Gefahr eines Rückfalls in eine an die frühe Kindheit erinnernde Entwicklungsstufe mit einer Verminderung der Ich-Funktionen und schwindenden Fähigkeiten zur Realitätsbewältigung. In diesem Rahmen kann zum Beispiel ein *akuter Verwirrtheitszustand* auftreten (vgl. RADEBOLD in UEXKÜLL 1979, S. 735).

Nach einschneidenden Verlusterlebnissen kann es zu einem allmählichen *Rückzug von der Außenwelt in die Innenwelt* kommen. Das Interesse wird von der äußeren Welt abgezogen und nach innen gerichtet. Die Erhaltung der Körperfunktionen gewinnt zunehmend an Bedeutung. Der Patient hat die Tendenz, sich nur noch mit sich selber zu beschäftigen.

Oralität spielt eine nicht unbedeutende Rolle bei der Pflege von alten Patienten. Bei ihnen kann eine gewisse *Unersättlichkeit* in der Erfüllung von Bedürfnissen, Dienstleistungen und so weiter auftreten (vgl. BALK 1989).

Ein Geriatriepfleger beobachtete an den Patienten und an sich selbst:

»Man hat am Abend das Gefühl, alle Patienten wollen noch etwas von einem. Und zwar all das, was sie den ganzen Tag nicht bekommen haben. Ständig sagen sie: ›Geben Sie mir noch das, ich möchte noch jenes!‹ Und dann bekomme ich das Gefühl, ich bin nur noch das Dienstmädchen. Damit komme ich ab und zu nicht zurecht.«

Diese Gefühle von Unersättlichkeit sind nachvollziehbar, wenn man bedenkt, daß alten Menschen eine ihre Bedürfnisse befriedigende Umwelt immer mehr verlorengeht. In Kliniken oder Heimen sind die Kontakte zu Angehörigen oftmals reduziert auf sporadische Treffen. Rein äußerlich besteht ihr nächstes und häufig einziges privates Umfeld aus einem Nachtschränkchen, das ihre noch verbliebenen privaten Habseligkeiten enthält. Pflegende nehmen besonders für Langzeitpatienten häufig die Bedeutung fehlender Angehöriger ein. Der Hunger nach Kontakt und Zuwendung, den die Pflegenden wahrnehmen und der sich oft auf sie richtet, erklärt sich aus dieser Situation. Bedrohliche Phantasien von Pflegenden über ihre Arbeit sind nach SOWINSKI (1991) *orale Vernichtungsphantasien* wie »aufgefressen werden«, »überflutet werden« und so weiter.

In der Geriatrie ist eines der erklärten Therapie-Ziele die Erhaltung beziehungsweise der Wiederaufbau der Autonomie des Patienten in dem für ihn möglichen Ausmaß. In dem Maße, indem die Selbständigkeit des Patienten abnimmt, steigt seine Abhängigkeit von anderen. Er muß erleben, daß andere Menschen Dinge für ihn übernehmen, die er Zeit seines Lebens selbständig und unter eigener Regie auszuführen gewohnt war. Das kann von Körperpflege bis zum Treffen wichtiger Entscheidungen gehen. Je nach Persönlichkeit kann das einen starken Einbruch im Selbstwertgefühl bedeuten, insbesondere wenn die Veränderungen, die zu dieser Situation führten, relativ abrupt zustande kamen, ohne daß der Patient die Möglichkeit hatte, sich allmählich darauf einzustellen.

Die vom Patienten erlebte Abhängigkeit und die damit verbundenen Einbußen im Selbstwertgefühl können für ihn sehr kränkend sein. *Kränkungsreaktionen* bei Patienten sind für die Pflegenden oft recht belastend. Die Patienten können nach Kränkungen mit Ärger und Wutreaktionen, mit Trotz oder auch mit Resignation und Depression reagieren.

Eine Geriatrieschwester beschreibt ihre und die Reaktion eines Patienten auf das kränkende Erlebnis seiner Abhängigkeit:

»Wir haben einen Patienten, der alle fünf Minuten sagt, er müsse auf die Toilette. Dann setze ich ihn auf den Nachtstuhl und sage ihm: ›Hören Sie, ich gehe jetzt schnell weg, ich komme aber gleich wieder. Stehen Sie bitte nicht auf!‹ Dieser Patient ist in der Lage, das zu verstehen. Aber er steht trotzdem auf und setzt sich dann einfach auf den Fußboden. Es macht mich einfach verrückt, wenn jemand so ungeduldig ist. Wenn er das Gefühl hat, es müsse alles noch immer so schnell gehen wie früher, als er noch alles selber machen konnte. Wenn jemand nicht warten kann, bis man wieder für ihn Zeit hat.«

Der Patient versucht das kränkende Gefühl seiner schwindenden Autonomie (z.B. selbst nicht mehr auf die Toilette zu können) und seiner Abhängigkeit von anderen, die sich ihm nicht jederzeit und unbegrenzt widmen können, durch eine ungeduldige und trotzige Haltung den Pflegenden gegenüber zu bewältigen. In dieser Haltung drückt sich seine Wut über sein zunehmendes altersbedingtes Unvermögen aus.

Durch das Erleben zunehmender Abhängigkeit im Alter kann es zur Wiederbelebung kindlicher Abhängigkeitsgefühle und den möglicherweise damit einhergehenden unbewältigten Eltern-Kind-Konflikten des Patienten kommen. Die Reaktivierung dieser Konflikte beim Patienten stellt eine Herausforderung für die Pflegenden dar. Diese Konflikte spielen sich auf der zwischenmenschlichen Ebene ab und werden mit den nächsten Bezugspersonen, oft ist dies der betreuende Pfleger oder die Pflegerin, in Szene gesetzt. Dabei kann es dazu kommen, daß der Patient als Gegenreaktion auf seine erlebte Abhängigkeit versucht, seine Pfleger zu beherrschen und zu manipulieren oder sie gegeneinander auszuspielen. Diese Mechanismen ermöglichen ihm, ein gewisses Gefühl von Kontrolle über seine Situation zu behalten.

Hierzu ein Beispiel:

»Eine Patientin möchte mehr Hilfestellung beim Waschen und Ankleiden erhalten, als dies im Hinblick auf ihre zu erhaltende und zu fördernde Autonomie nötig und wünschenswert wäre. In den Augen der Patientin sind die Pflegenden, die ihr diesen Wunsch erfüllen möchten, die ›Guten‹ und werden von ihr auch offen als solche bezeichnet. Die anderen sind die ›Bösen‹.«

Werden solche Spaltungstendenzen von Patienten im Team nicht besprochen und bearbeitet, so kann dies zu einem Zerwürfnis im Team führen.

Nähe – Distanz

Fehlen die Angehörigen oder ziehen sie sich zurück, so werden die Pflegenden oft zu den wichtigsten aktuellen Bezugspersonen für den Patienten. Dabei können sie in für den Patienten typische Beziehungsmuster eingebunden werden. Das kann zu einer Überforderung der einzelnen Pflegenden führen, insbesondere wenn die begrenzten Kontaktmöglichkeiten des Patienten sich ausschließlich auf sie konzentrieren. Die Pflegenden sind dann den Bedürfnissen, Stimmungen und Launen des Patienten ausgesetzt.

Ein Beispiel für eine schwierige Beziehung schildert ein Geriatriepfleger:

»Wir haben eine Patientin, die mir persönlich etwas Mühe bereitet. Sie ist Alkoholikerin gewesen und war als Bedienung tätig. Sie hatte immer Affairen mit Männern, die sie ausgenützt haben, und hat jetzt einen Groll auf Männer. Wenn man ihr was zu Essen oder zu Trinken hinstellt, dann kann sie einen plötzlich anfahren: ›Du verdammter Saukerl, du Sauhund, du blöder Affe!‹. Um im nächsten Moment dann wiederum zu sagen: ›Dankeschön! Haben Sie vielen Dank!‹ Es ist schwer, mit diesem ständigen Wechsel umzugehen. Wenn man sic mehr als drei Tage pflegt, verträgt man das dann einfach nicht mehr.«

Die gegenseitige Beziehung wird zum Teil dadurch geprägt, daß die Pflegenden altersmäßig in Kinds- oder gar Enkelkindsposition gegenüber dem Patienten stehen. Die altersgemäße Hierarchie wird in der Pflegesituation auf den Kopf gestellt.

Ärger

Die Geriatrieschwestern und -pfleger betonen, daß Ärger weniger über Patienten, sondern vielmehr über Angehörige entsteht. Möglicherweise spielt auch hier wieder eine Rolle, wie bereits beschrieben, daß Ärger über Angehörige schuldfreier erlebt werden kann.

Dennoch können auch Patienten Ärger auslösen. Meistens entsteht Ärger über Patienten, wenn diese eine sehr ungeduldige und fordernde Haltung an den Tag legen.

Eine Geriatrieschwester beschreibt das so:

»Für mich ist es das Schlimmste, wenn Patienten sehr ungeduldig sind und das Gefühl haben, sie werden benachteiligt und alle anderen kämen vor ihnen dran. Nur sie müßten immer warten. Sie sind dann eifersüchtig und haben ständig das Gefühl, sie müßten doch als erste versorgt werden.«

Hinter dieser Haltung der Patienten läßt sich aufgestauter Ärger vermuten, dessen Grund möglicherweise in nicht befriedigten Aufmerksamkeits- und Zuwendungsbedürfnissen liegt. Wenn man sich klar macht, wie wenig diese Bedürfnisse im Rahmen einer Klinik oder eines Heimes befriedigt werden können, ist die Frustration darüber und der daraus entstehende Ärger durchaus nachvollziehbar. In diesem Zusammenhang kommt es dann zu Rivalitäten und Eifersüchteleien gegenüber vermeintlich bevorzugten Mitpatienten, die im Sinne von Geschwisterneid gegenüber den Versorgung gewährenden Eltern, das heißt den Pflegenden, aktualisiert werden können.

Auch im Zusammenhang mit psychischen Störungen von Patienten kann es zu Aggressionen und Ärger kommen.

Ein Geriatriepfleger schildert:

»Wir haben eine Patientin, die das Gefühl hat, man vergifte sie. Sie meint, daß alles, was man ihr gibt, seien dies Medikamente oder Kaffee, vergiftet sei. Sie kann dann ab und zu aggressiv werden. Sie hat auch schon zugehauen und mir ein paar Mal auf den Kopf geschlagen. Es hat mir ziemlich weh getan. Aber ich konnte damit irgendwie umgehen. Ich habe dann gesagt: ›Frau X, nicht!‹ Später mußte ich sie dann ins Bett bringen. Da hat sie nochmals zugeschlagen.«

Sterben von Patienten – Trauer

Die Pflegenden berichten, daß für sie das Sterben von Patienten (mittlerweile) weniger belastend ist, als dies zu Beginn ihrer Berufslaufbahn war. Von den Patienten beschreiben sie, daß diese sich mehrheitlich, sofern sie geistig noch dazu in der Lage sind, bereits mit der Frage ihres herannahenden Todes beschäftigt haben. Von ihnen wird der *Tod* eher als etwas Unvermeidliches hingenommen, während jedoch Angst vor dem *Sterben* besteht.

Ein Geriatriepfleger:

»Ich glaube, es ist weniger Angst vor dem Tod da als vor dem *wie* Sterben. Mir macht es mittlerweile keine Probleme mehr, wenn jemand stirbt. Ich habe das jetzt schon so oft gesehen. Besonders wenn man sieht, wie sehr jemand leiden muß. Und wenn er dann gestorben ist – der zufriedene Gesichtsausdruck, den er dann hat! Wenn man das erlebt, kann das Sterben einem schon fast keine Probleme mehr machen. Wenn man jemanden begleitet hat, der so gelitten hat, ist man manchmal auch froh, daß er endlich gehen durfte. Man ist froh für den Patienten, daß er erlöst worden ist.«

Durch den Eintritt des Todes tritt nach langer Pflege auch eine Entlastung für die Pflegenden ein. Der Tod wird als Erlösung für den Patienten empfunden.

Häufiger beschrieben Pflegende, daß sie den Tod von alten Menschen als viel weniger belastend erleben als den von jungen. Das Motiv für die Berufswahl zum Altenpfleger wurde zum Teil damit begründet, daß ihnen ein anderes Tätigkeitsfeld (z.B. Kinderklinik, Notfallstationen etc.) aufgrund des Sterbens jüngerer Patienten als viel zu belastend erschienen sei.

Diese Überlegungen dürfen aber nicht darüber hinwegtäuschen, daß insbesondere nach der Langzeitbetreuung eines Patienten bei dessen Tod auch Trauer auftritt. Zwischen Patient und Pflegendem ist über die Jahre eine mehr oder weniger enge Beziehung entstanden.

Ein Geriatriepfleger sagt:

»Ich habe auch schon geweint, als Patienten gestorben sind. Patienten, die einem mit der Zeit einfach ans Herz gewachsen sind.«

Gerade angesichts von Trauergefühlen ist es oft schwierig, wenn nach dem Tod eines Patienten aus Kostengründen dessen Bett sofort wieder belegt wird. Es wird für die Pflegenden und die Mitpatienten wenig Zeit eingeräumt, den Verlust zu betrauern.

Erfolg – Mißerfolg

Wegen der Multimorbidität in Verbindung mit dem fortschreitenden Alter der Patienten sind Erfolgserlebnisse in der Behandlung äußerst selten. Es muß im Gegenteil davon ausgegangen werden, daß der Zustand des Patienten sich chronisch bis zu seinem Tode verschlechtern wird. So stellt sich die Frage, was die Pflegenden in ihrer Arbeit als Erfolge erleben können.

Übereinstimmend wurde diese Frage dahingehend beantwortet, daß die *Erhaltung oder gar Verbesserung der Lebensqualität* der Patienten als Erfolg angesehen wird.

So sagt ein Geriatriepfleger:

»Ich schau' meinen Beruf als etwas an, wodurch ich den alten Leuten ihren Lebensabend verschönern kann. Ich glaube, wenn ich in einer Kinderklinik arbeiten würde, hätte ich sehr viel mehr Probleme, wenn Patienten sterben müssen. Aber bei alten Leuten kann man doch sagen, sie haben ihr Leben gelebt.«

Die Pflegenden berichten, daß sie Erfolgserlebnisse sehen, zum Beispiel in der gelungenen Organisierung eines Geburtstagsfestes oder Ausflugs, in gemeinsamen Veranstaltungen wie Singen oder Spielen. Die Hauptsache sei, daß es dem Patienten Freude bereite.

Als Mißerfolg werden Probleme innerhalb des Teams oder auch mit Vorgesetzten erlebt.

Bei Patienten wird als Mißerfolg empfunden, wenn diese in unverständlicher Weise aggressiv oder in anderer Art negativ auf die dargebotene Pflege reagieren.

Hierzu ein Geriatriepfleger:

»Bei Patienten ist für mich ein Mißerfolg, wenn jemand, der im Kopf noch voll da ist, plötzlich aggressiv wird oder ins Bett macht, zum Beispiel in ein frisch gemachtes Bett, wenn er gerade eben eingerieben wurde. Das ist ein Frust für mich. Oder auch wenn der Patient einfach eine Kaffeetasse über das frisch gemachte Bett gießt und zwar bewußt, weil er sich wegen irgendetwas ärgert. Das muß dann nicht unbedingt mir gelten, das kann wegen einer Angehörigen sein oder einem Mitpatienten. Dann fliegt plötzlich der Becher ...«

Darüber hinaus erleben die Pflegenden als Mißerfolg, wenn ein Patient soweit wieder hergestellt ist, daß er entlassen werden könnte, dies jedoch nicht infrage kommt, da die nötige häusliche Betreuuung durch die Angehörigen fehlt.

Derselbe Geriatriepfleger meint dazu:

»Für mich ist der größte Mißerfolg immer der, wenn man versucht, den Patienten zur Selbständigkeit zu führen. Und wenn man ihn dann so weit hat, er trotzdem nicht mehr heim kann, weil keine Angehörigen da sind. Das frustriert mich einfach!«

Konflikte mit Angehörigen

Wenn Langzeitpatienten noch Kontakte zu Angehörigen haben, so spielen diese Angehörigen eine nicht unbedeutende Rolle für die Pflegenden. Auch mit ihnen, ihren Wünschen und Bedürfnissen gilt es sich auseinanderzusetzen.

Dies kann eine besonders intensive Aufgabe werden, wenn die Patienten schließlich sterben. Auch die Betreuung der Angehörigen obliegt dabei soweit möglich den Pflegenden und bildet eine zusätzliche Belastung in dieser schwierigen Situation.

Die Pflegenden berichten, daß sie häufig mehr Ärger über Angehörige verspüren als über die Patienten selbst. Insbesondere werden Angehörige dann zum Problem, wenn sie Unzufriedenheit über die Pflege äußern.

Eine Geriatrieschwester:

»Ich hatte riesige Probleme mit Angehörigen, die das Gefühl hatten, wir helfen den Patienten nicht genügend. Sie warfen uns vor, wir sind bös', und wir sind Hexen, und man weiß ja sowieso, was Schwestern sind ...«

Dabei kann es leicht zu Mißverständnissen kommen, wenn Angehörige nur sporadisch zu Besuch kommen und wenig an der Pflege des Patienten beteiligt sind. Dann verstehen sie oft die Absicht der Pflegenden nicht, die Autonomie des Patienten fördern zu wollen. So wird einer Geriatrieschwester, die auf eine möglichst große Selbständigkeit des Patienten beispielsweise beim Ankleiden achtet, vorgeworfen, nicht genügend hilfsbereit zu sein, weil sie dem Patienten dabei nicht aktiv zur Hand geht.

Oft zeigen Angehörige auch viel Kritik an den Pflegenden, wenn sie latente Schuldgefühle gegenüber dem Patienten haben. Wenn Angehörige im Grunde genommen erleichtert sind, den Patienten zu Hause nicht mehr betreuen zu müssen, aber deshalb ein schlechtes Gewissen haben, versuchen sie als Kompensation bei ihren Besuchen dem Patienten gegenüber besonders fürsorglich zu sein. Indem sie den Pflegenden Vorwürfe wegen ungenügender Pflege machen, werden ihre Schuldgefühle nach außen verlagert.

Eine Geriatrieschwester beschreibt ihren Ärger über Angehörige:

»Oft sind es Kleinigkeiten, die Ärger machen. Wenn die Angehörigen zum Beispiel unzufrieden sind, weil der Rocksaum der Mutter nicht in der Mitte ist. Die Mutter hält sich halt nicht mehr so gut auf den Beinen, und deshalb muß das Anziehen schnell gehen. Letzthin habe ich mir wirklich viel Mühe gegeben und habe geschaut, daß die Patientin gut steht und habe gemacht und getan. Und dann kommt die Tochter und sagt: ›Hören Sie, der Rock sitzt nicht richtig!‹. Da ist mir der Hut hochgegangen! Dann habe ich mir gesagt: ›Verdammt, man kann es nie recht machen!‹. Ja, da macht man und tut, und es ist erst nicht recht. Es ist bei den Angehörigen oft so, daß sie den Moment schon lange erwarten, bis der Patient endlich ins Krankenhaus kommt. Das ist dann wie eine Schwelle, wenn sie ihn mal in der Klinik haben. Dann wird von ihnen nichts mehr gemacht, um ihn wieder rauszuholen. Sie sagen dann: ›Jetzt soll er ins Krankenhaus, und dann kann er ins Alters- oder Pflegeheim‹. Und seine Wohnung wollen sie dann auch gleich noch kündigen.«

Konflikte mit Ärzten

Oftmals gibt es eine Reihe von Konfliktthemen zwischen Pflegenden und Ärzten in der Geriatrie, die auf ein unterschiedliches Selbstverständnis und auf voneinander abweichende Zieldefinitionen zurückzuführen sind. Eine grundsätzliche Differenz in der Berufsauffassung zwischen ihnen und Ärzten sehen die Pflegenden darin, daß die Ärzte das Behandlungsziel haben, Leben zu erhalten, während die Pflegenden eine menschliche Begleitung des Patienten bis zum Tod wünschen.

Ein Geriatriepfleger:

»Es gibt eine große Diskrepanz zwischen Ärzten und Pflegepersonal in der Geriatrie. In der Geriatrie lernt man als Pflegender, den Menschen in Würde sterben zu lassen. Wohingegen der Arzt lernt, Leben zu erhalten. Und weil es keine spezielle Geriatrie-Ausbildung für Ärzte gibt, haben viele Ärzte, die in der Geriatrie arbeiten, Probleme damit, jemanden wirklich gehen zu lassen. Er darf dann nicht an dem sterben, und er darf nicht an jenem sterben. Und das ist manchmal schwierig zu ertragen, wenn man einen Patienten fünf Jahre lang betreut hat und genau weiß, daß er sterben möchte, weil er fünf Jahre nichts anderes gesagt hat als das«.

Oft kann eine inkonsequente Behandlungsstrategie der Ärzte dadurch entstehen, daß sie unschlüssig sind, ob sie einen Patienten sterben lassen oder ihn noch weiter am Leben erhalten sollen. Dies erleben die Pflegenden als belastend für ihr Verhältnis zu den Ärzten.

Eine Geriatrieschwester:

»Was ich als schlimm empfinde ist, wenn ein Arzt einfach nicht bei derselben Meinung bleibt. Wenn er beim Patienten das eine Mal alles hinauszögert, um ihm dann plötzlich total akut Antibiotika und Infusionen zu geben, obwohl es mittlerweile schon viel zu spät ist. Dann habe ich das Gefühl, auf uns ist einfach nicht gehört worden«.

Krankenpflege in der Psychiatrie

Die Psychiatriepflege unterscheidet sich erheblich von der Krankenpflege in den somatischen Bereichen. Die Arbeit einer Psychiatrieschwester, die Rolle, die sie in ihrer Tätigkeit einnimmt, und damit auch die Belastungsfaktoren, denen sie ausgesetzt ist, sind in weiten Teilen ganz andere als die der »allgemeinen Krankenschwester«. Die Krankenpflege in der Psychiatrie ist nicht nur ein spezielles *Teilgebiet,* sie kann auch als die *andere Hälfte* der Krankenpflege (JONES 1987) bezeichnet werden. Versteht man den Patienten und seine Krankheit in ihrer psychosomatischen Ganzheit, so kann man sagen, daß die Psychiatriepflege sich speziell mit dem *Psychischen* beschäftigt, wogegen alle anderen Pflegebereiche das Körperliche zum Gegenstand haben.

Es liegt wohl an der größeren individuellen und gesellschaftlichen Unsicherheit gegenüber psychischen Phänomenen und Störungen, daß kaum ein medizinisches Fachgebiet in der Geschichte solch einem erheblichen Wandel unterworfen war und auch noch heute von völlig unterschiedlichen theoretischen und praktischen Ansätzen geprägt ist.

> Behandlung und Betreuung von psychisch Kranken oder Auffälligen war nicht immer eine medizinische Fachdisziplin. Im Mittelalter blieben die meisten psychisch Kranken im Verband der eigenen Großfamilie und in der Dorfgemeinschaft. Es galt lange Zeit als Gegenstand der christlichen Nächstenliebe, sich um die »Irren« zu kümmern und sie nicht auszugrenzen. Mit Ausgang des Mittelalters und im Gefolge der Inquisition wurden seelisch Kranke als »besessen« verfolgt. Erst mit dem Aufblühen der Städte im 15. und 16. Jahrhundert sowie der zunehmenden Bedeutung des Handels und des Konkurrenzkampfes entwickelte sich die Tendenz, störende Menschen wie Bettler, Vagabunden und eben auch nicht

familiengebundene »Irre« auszugrenzen (Ausweisung aus der Stadt, Unterbringung im »Narrenturm« etc.). Diese Tendenz hielt im Absolutismus und in der Epoche der Aufklärung an, in welcher die Vernunft zum obersten Leitbild wurde und es für die »Unvernünftigen« keinen Platz mehr gab. In Deutschland entstanden die Zucht-, Arbeits-, Korrektions-, Toll-, Versorgungs- und Verwahrungshäuser. Die Entstehung einer eigenständigen Psychiatrie hängt zeitlich mit der industriellen Revolution zusammen. Angesichts des großen Bedarfes an Arbeitskräften wurde die »Brauchbarkeit« des Menschen zu einem wesentlichen Kriterium. Für Alte wurden Altersheime, für Pflegebedürftige Pflegeheime, für unversorgte Kinder Waisenhäuser, für geistig Behinderte »Idioten-Anstalten«, für »Arbeitsscheue« Arbeitshäuser, für Straffällige Gefängnisse und für die »Irren« eben *Irrenanstalten* geschaffen. Es entstand aber auch eine soziale Aufteilung, die zeitweise bis heute anhält. Reiche und wohlhabende Bürger konnten an »nervösen Krankheiten« leiden und sich in »Sanatorien« begeben, während die armen »Irren« in die »Irrenanstalten« ausgegliedert wurden. Der Psychiatrie als Einrichtung lagen teilweise unterschiedliche ideologische Vorstellungen zugrunde: Forderten die Wirtschaftsbürger Kontrolle und soziale Absonderung, so hatten die Bildungsbürger humane Hilfe und soziale Emanzipation für die »Unvernünftigen« zum Ziel. Im deutschsprachigen Raum entstand die Psychiatrie als Wissenschaft anfang des 19. Jahrhunderts. Es wurden spezielle »Irrenanstalten« eingerichtet, die oftmals in ehemaligen Klöstern untergebracht wurden (wo sie sich zum Teil heute noch befinden). Hierbei handelt es sich um den bis heute bestehenden Typ der »verbundenen Heil- und Pflegeanstalten« (d.h. Anstalten für akut kranke und chronisch pflegebedürftige Patienten).

Nachdem zunächst unklar war, ob die Psychiatrie als Wissenschaft zur Medizin oder zur Philosophie gehören sollte, entwickelte sie sich bis zum Ende des 19. Jahrhunderts eindeutig zu einer Unterdisziplin der Medizin. Ein Grund hierfür war, daß man eine der damals häufigsten psychiatrischen Krankheiten, die progressive Paralyse, mittels naturwissenschaftlicher Methoden auf die Lues- bzw. Spirochäten-Infektion

(Erreger der Syphilis) zurückführen konnte. Die Verbindung einer psychiatrischen Symptomatik mit einem klar umschriebenen körperlichen Verursachungsprozeß gilt bis heute als ein Modell für die körperorientierte Psychiatrie. Die Anerkennung der Psychiatrie als medizinische Wissenschaft brachte den psychisch Kranken den Vorteil, daß ihr »Irresein« als *Krankheit* angesehen wurde und sie damit auch von den Schuldgefühlen religiösen und moralischen Versagens, von der zielgerichteten Ausgrenzung und von den teilweise pädagogischen Torturen der »psychiatrischen Pionierzeit« befreit wurden. Ein Schwerpunkt der Psychiatrie als medizinischer Wissenschaft bestand in der Entwicklung von körperlich orientierten Behandlungsmethoden. Hierbei sind vor allen Dingen die Schocktherapien der 30er Jahre (z.B. Insulinschock, Elektrokrampftherapie) und die Entwicklung von Neuroleptika (Medikamente gegen psychotische Symptome) und Antidepressiva in den 50er und 60er Jahren zu erwähnen. Eine weitere typische Auswirkung der *Medizinalisierung* ist die bis heute anhaltende Tendenz zur genauen Beobachtung und Klassifizierung von psychischen Störungen, aus deren Phänomenologie diagnostisch-nosologische Grundeinheiten (Nosologie = Krankheitslehre durch systematische Beschreibung der Krankheiten) abgeleitet wurden, die den Diagnosen von Körperkrankheiten ähnlich sein sollen.

Die Entwicklung der Psychiatrie zur medizinischen Wissenschaft hatte aber auch Nachteile: Die Hoffnung auf eine Entdeckung von körperlichen Ursachen für alle psychischen Erkrankungen wurde nicht erfüllt. Es zeigte sich, daß die Zusammenhänge zum Beispiel bei der Entstehung von schizophrenen Psychosen oder schweren Depressionen zu komplex sind, als daß man sie einseitig auf körperliche Abläufe zurückführen könnte. Dies führte zum Teil lange Zeit zu einem therapeutischen Nihilismus – psychisch Kranke wurden wieder vorwiegend aufbewahrt, ihre Symptome durch Beobachtung in feine diagnostische Kategorien eingeteilt, aber es wurde wenig für umfassendere Therapieansätze getan. Die Entdeckung familialer Häufungen vieler psychischer Störungen führte dazu, daß aus einer an sich sinnvollen genetischen Fragestellung in der Psychiatrie der Fehlschluß gezogen wurde, psychische Krankheit primär und allein als eine Erbkrankheit anzusehen. Auswüchse solcher Denkweisen fanden sich dann in der Zeit des Nationalsozialismus, als diese Vorstellungen mit rassistischen und antisemitischen Theorien verbunden wurden. Im Rahmen dieser Gedanken wurde eine »medizinische Lösung sozialer Fragen« verfolgt. »Unbrauchbare Menschen«, wie sie »Geisteskranke« für die herrschende Ideologie darstellten, weil sie nach dieser Sichtweise keine Aussicht auf völlige Gesundung hatten sowie eine Gefahr für das Erbgut der Rasse darstellten, wurden erfaßt und schließlich in großer Zahl ermordet. Psychiater wie auch andere Mediziner gaben in dieser Zeit mehr oder weniger bereitwillig wissenschaftliche Legitimationen und Hilfestellung für dieses Vernichtungsprogramm.

Im Laufe des 20. Jahrhunderts gewannen neben der naturwissenschaftlich orientierten, körpermedizinischen Sichtweise weitere Ansätze für die Psychiatrie an Bedeutung: Zum einen entwickelte sich die auf SIGMUND FREUDS Psychoanalyse aufbauende tiefenpsychologische Sichtweise seelischer Abläufe und ihrer Störungen vor allem für psychotherapeutische Behandlungsansätze zu einer wesentlichen Modellvorstellung. Zum anderen entstand aus einer Reihe von kritischen Ansätzen gegenüber dem Anstaltsleben und seinen negativen Folgen für die Heilungsaussichten psychisch Kranker (Hospitalismus etc.), die »Sozialpsychiatrie«, die den sozialen Bezug des psychisch Kranken als eine wesentliche Determinante der Krankheitsentstehung und des Krankheitsverlaufes ansah (zur Geschichte der Psychiatrie vgl. DÖRNER 1984 und DÖRNER und PLOG 1984).

Die Geschichte der Psychiatrie hatte eine große Auswirkung auf die in der Pflege Tätigen, die einem erheblichen Wandel ihres Berufsbildes ausgesetzt waren, aber auch die Entwicklung der Psychiatrie mitgestalteten. Heute ist das Berufsbild geprägt durch die unterschiedlichen Verständnisweisen der psychischen Krankheit und der daraus folgenden Therapierichtungen, nämlich der somatisch orientierten *biologischen Psychiatrie,* der *Sozialpsychiatrie* und der *(tiefen)psychologisch ausgerichteten Psychiatrie.* Im günstigen Fall stellt die Psychiatrie gerade in ihrer praktischen Anwendung eine Integration dieser drei Richtungen dar, im ungünstigen Fall handelt es sich um konkurrierende und einander bekämpfende Richtungen. Die in der Psychiatriepflege Tätigen müssen diese verschiedenen Aspekte integrieren. Versteht sich die Psychiatrie als eine vorwiegend *somatische* Disziplin, so gleicht das Selbstverständnis in der Pflege dem der körperbezogenen Allgemeinpflege, und das Bestreben geht dahin, sich diesen Disziplinen anzunähern. Versteht sich die Psychiatrie vorwiegend *sozialpsychiatrisch* (z.B. in der psychiatrischen Gemeindepflege, als gemeindenahe Psychiatrie oder als sektorisierte Abteilungen in Großkrankenhäusern), so wird das Tätigkeitsfeld der Psychiatriepflege geprägt vom sozialen Rahmen, in dem die psychische Krankheit abläuft oder sogar entsteht. Die Psychiatriepflege muß dann wesentliche Aspekte der Sozialwissenschaften und der Sozialarbeit und -pädagogik in ihr Handeln integrieren. Versteht sich die Psychiatrie vorwiegend *tiefenpsychologisch* und verfolgt einen psychotherapeutischen Ansatz, so geraten unbewußte Aspekte der Beziehung in der Pflege in den Vordergrund, was für Psychiatrieschwestern und -pfleger die Notwendigkeit von Selbsterfahrung und teilweise auch therapeutischer Ausbildung mit sich bringt.

Werden diese Aspekte in der Psychiatriepflege alle mit einbezogen, so eröffnet sich für diesen Zweig der Pflege ein faszinierendes, aber auch weites Feld vielfältiger menschlicher Bezüge, in denen individuell Körperliches und Seelisches sowie Soziales für das Verständnis des Menschen integriert werden. Dann kann die Psychiatriepflege ein Vorbild für alle anderen Pflegedisziplinen sein. Sind aber die in der Psychiatriepflege Tätigen sich voneinander abgrenzenden medizinischen Theorien ausgeliefert, die fast willkürlich wechseln, je nachdem, welche psychiatrischen Strömungen gerade Oberhand haben, so wechselt für sie die Sichtweise und Arbeitsweise dauernd in diametral entgegengesetzte Richtungen, und die berufliche Identität ist einem ständigen Wandel unterworfen. Viele Psychiatrieschwestern und -pfleger, die schon seit 20-30 Jahren in diesem Bereich tätig sind, können über solche für sie manchmal schwer nachvollziehbare Wechsel berichten. So galt es beispielsweise in den Anstalten der 50er Jahre als wesentlich, daß die Patienten sauber gepflegt waren und möglichst wenig Auffälligkeiten zeigten, und es war nicht gern gesehen, wenn man mit ihnen sprach. 20 Jahre später aber gab es einen Wechsel hin zu einer vorwiegend psychotherapeutisch ausgerichteten Sichtweise und zu Behandlungskonzepten, in denen gerade das *Sprechen mit dem Patienten* in den Vordergrund rückte. Dieselben Krankenpfleger und -schwestern, denen man vielleicht am Anfang ihrer Berufskarriere einen zu persönlichen Umgang mit den Patienten vorwarf, mußten nunmehr die Kritik einstecken, daß sie zu wenig und zu unqualifiziert mit den Patienten sprachen.

Ein anderer Widerspruch prägt das Berufsbild fast noch mehr. Wie schon in der geschichtlichen Entwicklung der Psychiatrie ist dieser Fachbereich auch heute noch geprägt von einem Gegensatz zwischen *Kontrolle* und *Therapie*. Die psychiatrischen Anstalten und Krankenhäuser dienen zum einen der Behandlung psychisch kranker Menschen mit dem Ziel ihrer Gesundung. Zum anderen haben sie aber auch die Funktion, psychisch Kranke aus der Gemeinschaft, in der sie stören, auszugrenzen und die Gesellschaft vor ihnen zu bewahren. Vielfach gilt die psychiatrische Klinik als der Ort, dem man zugewiesen wird, wenn man in seinen Gedanken oder in seinem Verhalten allzusehr von der Norm abweicht. Sie haben deshalb auch die Funktion, die Gesellschaft vor zu großen Abweichungen zu schützen. Das führt aber auch dazu, daß psychisch Kranke – vielfach gegen ihren Willen – in Kliniken eingewiesen und zurückgehalten werden. Krankenschwestern und -pfleger in der Psychiatrie erhalten somit neben der therapeutischen Funktion auch eine Kontrollfunktion, sind Pflegende und »Wärter« zugleich und müssen nicht nur den Kranken bei seiner Gesundung unterstützen, sondern auch die Gesellschaft vor eben diesen Kranken schützen. Manchmal sind diese beiden Ziele durchaus miteinander zu vereinbaren, manchmal geraten sie aber miteinander in Konflikt, was die alltägliche Arbeit sehr prägt und für die Pflegenden belastend sein kann.

Spezialgebiete in der Psychiatrie

Die Psychiatrie hat – ähnlich wie andere medizinische Fachgebiete – eine Reihe von Teildisziplinen entwickelt, die aber gerade für die in der Pflege Tätigen sehr unterschiedliche Aufgabengebiete mit sich bringen:

Die *Allgemeinpsychiatrie* gliedert sich meist in einen *akutpsychiatrischen Bereich* und in einen *Bereich für chronisch Kranke* auf.

Der *akutpsychiatrische Bereich* wird geprägt von Patienten mit akut auftretenden Psychosen, oft schizophrener oder affektiver Art, die vielfach selbst- oder fremdgefährdend sind. Das führt dazu, daß viele akutpsychiatrischen Stationen geschlossen geführt werden müssen und in ihnen ein Teil der Patienten gegen ihren Willen behandelt werden. Oftmals sind die Rahmenbedingungen solcher Abteilungen nicht sehr günstig für den Heilungsverlauf, weil eine zu große Anzahl sehr unruhiger oder agitierter Patienten in zu engen Räumen von zu wenig Personal betreut werden muß und das Klima solcher Stationen von Gewalt und Unruhe geprägt ist. Die Arbeit auf solchen Abteilungen ist deshalb sehr belastend. Die Patienten müssen dauernd überwacht werden. Es gibt kaum innere und äußere Rückzugsmöglichkeiten, und vielfach müssen insbesondere Psychiatriepfleger bei Zwangsbehandlungsmaßnahmen körperliche Gewalt einsetzen. Das Gefährdungspotential ist nicht zu unterschätzen.

In *allgemeinpsychiatrischen Abteilungen für chronisch Kranke* ist die Aufenthaltsdauer der Patienten in der Regel sehr lang. Da besonders Schwerkranke oder solche ohne soziales Netz dort hospitalisiert werden, müssen die Krankenschwestern und -pfleger sich meist mit einer sehr »negativen Auslese« auseinandersetzen. Es sind oft Stationen des sozialen Elends. Viele der auffälligen Verhaltensweisen von Patienten sind zum Teil Folge des Anstaltslebens, welches sich weit von der Normalität entfernt hat. Es ist eine besondere Herausforderung bei der Pflege auf solchen Abteilungen, den sozialen Alltag angesichts der Gegebenheiten möglichst »normal« zu gestalten, hilflose Patienten einerseits zu betreuen, andererseits ihnen aber nicht alle Selbständigkeit zu nehmen und sich selber dabei ausreichend abzugrenzen, um funktionsfähig zu bleiben.

Auf den gerontopsychiatrischen Abteilungen finden sich vorwiegend alte Menschen, die entweder aufgrund hirnorganischer und psychischer Störungen in ihrem Verhalten besonders schwer erträglich sind (Verwirrtheit, psychotische Phänomene etc.) und/oder deren familiales und soziales Gefüge den komplizierten Alterungsprozeß nicht mehr aushält. Pflegerische Tätigkeit auf diesen Abteilungen gleicht in vielen Bereichen der Pflege alter Patienten in der somatischen Medizin. Ziel der Pflege muß aber darüberhinaus sein, möglichst die gesunden Anteile der Patienten zu erhalten und einen sozialen Alltag auf den Stationen zu schaffen, in dem das Altern den Umständen entsprechend noch so menschlich wie möglich verlaufen kann.

Auf den *Suchtabteilungen* sind die Psychiatriepfleger und -schwestern mit Patienten konfrontiert, die sich durch ihr Suchtverhalten über lange Jahre selbst schädigen oder geschädigt haben. Suchtkrankheiten und Suchtverhalten ist ein weitverbreitetes Phänomen in unserer Gesellschaft. In den psychiatrischen Kliniken findet sich aber oft eine »negative Selektion« von Patienten, die meist schon eine sehr lange Suchtkarriere hinter sich haben, sozial randständig sind und eine geringe Motivation für eine Behandlung aufweisen. Die Erfolgsquoten von solchen Stationen sind meistens sehr gering. Es ist eine sehr schwierige Aufgabe, einerseits bei den Suchtkranken das individuelle Leid und damit auch die Entstehungsbedingungen der Süchte zu berücksichtigen und zu verstehen und andererseits ihnen gegenüber eine pädagogische Haltung der Konsequenz aufzubauen. Diese ist nötig, um der fehlenden inneren Struktur vieler Suchtkranker eine klare äußere Struktur auf den Abteilungen entgegenzusetzen.

In den Abteilungen für *forensische Psychiatrie,* in denen meist von Gerichten angeordnete stationäre Maßnahmen für psychisch kranke Rechtsbrecher durchgeführt werden, sind die Bewachungs- und Kontrollfunktionen der Patienten zentrale Elemente des pflegerischen Konzepts. Ärzte/innen und Krankenpfleger/-schwestern auf solchen Abteilungen sind nicht nur den Patienten, sondern auch den Gerichten und den Strafverfolgungsbehörden gegenüber verantwortlich, in deren Auftrag sie die Patienten aufnehmen. Eine wichtige Funktion besteht darin, die Öffentlichkeit und die Gesellschaft vor psychisch kranken »Rechtsbrechern« zu schützen. Es ist oft schwer, neben diesen Funktionen, die manchmal denen eines Gefängniswärters gleichen, noch pflegende und therapeutische Funktionen wahrzunehmen.

In den Abteilungen für *Kinder- und Jugendpsychiatrie* arbeiten im »Pflegebereich« meist multidisziplinäre Teams, die sich aus Psychiatrieschwestern bzw. -pflegern, Kinderkrankenschwestern und Pädagogen zusammensetzen. Die Betreuung von Kindern mit schwereren psychischen Problemen und Auffälligkeiten ist nur zum Teil eine pflegerische Aufgabe. Sie setzt Kenntnisse entwicklungspsychologischer Abläufe, Kenntnisse über die Bedürfnisse in den jeweiligen Altersstufen sowie Erfahrungen im pädagogischen Umgang mit Kindern und Jugendlichen voraus. Die personelle Besetzung kinder- und jugendpsychiatrischer Abteilungen ist meistens sehr viel besser und das Beziehungsnetz zwischen den kindlichen und jugendlichen Patienten, ihren Familien und den Mitarbeitern des Pflegeteams sehr viel dichter als in der Erwachsenenpsychiatrie. Ziel ist, ein therapeutisches Klima auf solchen Stationen zu schaffen, das durch eine Ausgewogenheit von Nähe und Distanz zu den kindlichen und jugendlichen Patienten geprägt ist.

Gerade mit dem Ausbau sozialpsychiatrischer Ansätze in der Psychiatrie in den letzten 20 Jahren sind eine Fülle von *gemeindenahen Diensten* (Wohngemeinschaften für psychisch Kranke, sozialpsychiatrische Dienste, Nachsorgestellen etc.) entstanden, die die psychiatrische Behandlung und Betreuung möglichst nahe an den natürlichen Lebensbereich der Patienten verlegen. Neben Ärzten/innen, Psychologen/innen und Sozialarbeiter/innen sind in solche Dienste meist auch Psychiatriepfleger oder -schwestern integriert, deren Tätigkeitsfeld damit von den Kliniken weg verlagert wird. Diese Art von Arbeit wird oft als Bereicherung erlebt, weil der Kontakt zum Patienten unter besseren Voraussetzungen stattfindet. Damit gehen aber auch die schützenden Strukturen der »Anstaltspsychiatrie« verloren, so daß die Beziehungen zum psychiatrischen Patienten unmittelbarer, geprägt von größerer Verantwortung, aber auch belastender werden können.

Wissenschaftliche Untersuchungen zum Arbeitsfeld und zur psychischen Belastung

Es gibt nur wenige systematische Studien, die dieses Thema zum Gegenstand haben. Im folgenden sollen zwei amerikanische und eine deutsche Studie referiert werden:

CRONIN-STUBBS et al. (1984) untersuchten die Burn-out-Gefährdung bei Krankenschwestern. Dabei verglichen sie Psychiatrieschwestern, Operationsschwestern, Intensivschwestern und Krankenschwestern auf medizinischen Abteilungen.

Psychiatrieschwestern berichteten über eine intensivere zwischenmenschliche Involviertheit und häufigere Konflikte mit Patienten, Familien und Kollegen als die Krankenschwestern der anderen drei Teilgebiete. Es wurde auch deutlich, daß Psychiatrieschwestern weniger Bestätigung inner- und außerhalb ihres Arbeitsfeldes erhalten. Sie hatten das Gefühl, daß ihre Tätigkeiten weniger beobachtbar und daß die Ergebnisse ihrer Arbeit weniger konkret sind als beispielsweise die von Intensivschwestern. Ihr Privatleben war stärker beeinträchtigt als das der anderen Krankenschwestern. Außerdem machten die Ergebnisse der Studie deutlich, daß Psychiatrieschwestern weniger Hilfe und direkte Unterstützung von außen erhalten als etwa Operationsschwestern. Zusammenfassend kamen die Untersucher zu dem Ergebnis, daß Psychiatrieschwestern wenig emotionale und materielle Unterstützung bekommen und daß sie deshalb stärker burn-out-gefährdet sind als ihre Kolleginnen in anderen Fachbereichen.

In einer englischen Studie untersuchten JONES et al. (1987) 349 Psychiatriepfleger und -schwestern in einem großen psychiatrischen Krankenhaus. Das Ziel der Untersuchung war herauszufinden, wovon das Ausmaß des Stresses bei der Arbeit abhängig ist. Es zeigte sich, daß das mit Hilfe mehrerer Fragebögen ermittelte Streßniveau bei den Psychiatriepflegern und -schwestern deutlich höher war als bei Vergleichsgruppen aus anderen Berufen. Die Krankenschwestern litten unter einem deutlich höheren Streßniveau als die Krankenpfleger, Unterschiede aufgrund des hierarchischen Ranges (Abteilungsschwester, Stationsschwester bis hin zur Schwesternhelferin) gab es nicht. Deutlich höher war der Streß bei Psychiatriepflegern und -schwestern, deren Angehörige (insbesondere wenn es sich um ihre Partner handelte) ebenfalls in der Klinik arbeiteten. Dies führen die Autoren darauf zurück, daß die Pflegetätigkeit dann in besonderer Weise auf das Privatleben zurückwirkt. Interessanterweise stellte sich heraus, daß Anforderungen hinsichtlich Betreuung und »Überwachung« von Patienten zwar als sehr hoch erlebt wurden, aber wenig mit dem Ausmaß des berichteten Stresses korrelierten, weil sie als Hauptfunktion der pflegerischen Tätigkeit angesehen wurden. Dagegen erwiesen sich administrative, institutionsgebundene Aufgaben, die als unnötig empfunden wurden, als bedeutsam für die Entstehung von Berufsstreß. Zusammenfassend kamen die Autoren zu dem Schluß, daß organisatorische Aspekte des Krankenhausalltags teilweise belastender sein können als die eigentliche Pflegetätigkeit.

LUKESCH und BAUER (1991) versuchten Tätigkeit, Arbeitsbelastung und Berufszufriedenheit von Beschäftigten im Pflegebereich der stationären Psychiatrie anhand einer Fragebogenuntersuchung an 223 Krankenschwestern und -pflegern das Bezirkskrankenhauses Regensburg zu analysieren. Es zeigte sich, daß die Krankenschwestern und -pfleger ihre allgemeine Befindlichkeit signifikant besser einschätzten, als in der Psychiatrie tätige Ärzte in einer vorausgegangenen Vergleichsuntersuchung. Dagegen klagten aber die in der Pflege Tätigen deutlich häufiger über typische psychosomatische Beschwerden, vor allen Dingen im Bereich des Bewegungsapparates (Rückenschmerzen), über Kopfschmerzen, Magenschmerzen, Herzbeschwerden und Druck- oder Völlegefühl. Bei dem Vergleich zwischen Krankenpflegeschülern und examinierten Krankenpflegern in der stationären Psychiatrie wiesen die Auszubildenden eine deutlich höhere allgemeine Berufszufriedenheit auf, wogegen sie sich bei vier Befindlichkeitskategorien, nämlich »erschöpft«, »hilflos«,

»rastlos« und »unter Streß« signifikant negativer äußerten. Die Autoren schlossen daraus, daß die Schüler trotz der hohen Berufszufriedenheit berufliche Überforderung signalisierten (BAUER et al. 1993). Die mit der höchsten Belastung verbundenen Tätigkeiten stellten für die Psychiatrieschwestern Einzelbetreuungen dar, nämlich die Betreuung Sterbender, die tageweise Einzelbetreuung in Krisensituationen und die Kriseninterventionen in akuten Gefährdungssituationen (Sitzwache), die mehr als 50% aller Befragten als »hoch« und »sehr hoch« belastend einschätzten. Im allgemeinen zeigte sich, daß die Krankenpflegeschüler einfache und wenig fordernde Tätigkeiten, die vom examinierten Personal als abqualifizierende Zumutungen empfunden wurden, als weniger belastend erlebten und daß sie Stationsbesprechungen und Teamsupervisionen höher schätzten in ihrer entlastenden Funktion als ihre ausgebildeten Kolleginnen und Kollegen.

Die aufgeführten Studien geben kein einheitliches Bild über die psychische Belastung in der Psychiatriepflege. Belastungen werden offensichtlich vor allem in emotional dichten Einzelbetreuungssituationen mit den psychisch kranken Patienten erlebt. Darüber hinaus gibt es Hinweise dafür, daß besonders in der Psychiatrie institutionelle und organisatorische Faktoren einen erheblichen Einfluß auf den beruflichen Streß haben.

Mögliche Quellen psychischer Belastung in der Psychiatriepflege

Im folgenden sollen einzelne Aspekte und Charakteristika der Pflegetätigkeit in der Psychiatrie dargestellt und näher analysiert werden. Dabei werden Ausschnitte aus einer Diskussionsrunde von Psychiatriepflegern und -schwestern mit den Autoren dieses Buches zum Thema dieses Kapitels zitiert. Bei den Diskussionsteilnehmern handelte es sich um Krankenschwestern und -pfleger einer stationären Suchtabteilung, einer kinderpsychiatrischen Abteilung, einer psychosomatischen Klinik und einer ambulanten Nachsorgestelle.

Ansehen

Ein wichtiges Problem der Psychiatriepflege besteht darin, daß die in der Gesellschaft noch weit verbreitete Stigmatisierung des psychisch Kranken sich auch auf das Ansehen der in der Psychiatrie Beschäftigten ausdehnt. Die Psychiatrie genießt im Kreis der medizinischen Fachgebiete ein relativ geringes Ansehen, und auch in der Gruppe der Pflegenden ist die Psychiatriepflege nicht gerade der anerkannteste Bereich. Die Ausbildung zur Psychiatriekrankenschwester oder zum Psychiatriepfleger ist in verschiedenen Ländern unterschiedlich organisiert, teilweise sind es spezifische, sich von den anderen Krankenpflegebereichen unterscheidende Ausbildungsgänge, in anderen Fällen ist die Psychiatriepflege einfach ein Teilgebiet unter vielen anderen in der allgemeinen Krankenpflegeausbildung. JONES (1987) beklagt, ausgehend von US-amerikanischen Verhältnissen, das Fehlen einer eigenen Identität mit einem Verständnis der therapeutischen Funktionen, welches die Psychiatriepflege von der sonstigen Krankenpflege unterscheiden könnte. Er weist darauf hin, daß es wenig wissenschaftliche Forschung im Bereich der Psychiatriepflege gibt, was auch eine mangelhafte Praxis widerspiegelt, in welcher Rituale und Routine mehr Einfluß hätten als wissenschaftliche Erkenntnisse. Die Patientenbetreuung sei deshalb mangelhaft, es liege ein moralisches Defizit und ein Mangel an Prestige vor, was dazu führe, daß Personen mit einem geringeren Bildungsstand die Ausbildung wählen würden als in anderen Krankenpflegebereichen. In Verbindung mit schlechten und inadäquaten Ausbildungsmaßnahmen führte dies letztlich zu schlecht ausgebildeten Krankenschwestern und -pflegern, was die Praxis im Sinne eines Teufelskreises weiterhin verschlechtere.

Diese negative Dynamik ist sicher nicht in allen Bereichen typisch für die Psychiatrieausbildung und psychiatrische Pflegepraxis im deutschsprachigen Raum. Und doch gilt auch hier, daß Psychiatriepfleger und -schwestern oftmals einen geringeren Ausbildungsstand und eine niedrigere Qualifikation aufweisen und daß die Schulung in psychiatrischer Krankenpflege von ihrem Niveau her oft noch der Krankenpflegeausbildung in anderen Bereichen nachsteht. Bei der Motivation zur Ergreifung des Psychiatriepflegeberufes gibt es unterschiedliche Tendenzen: Einerseits handelt es sich oftmals um sozial besonders engagierte Menschen mit hohen Idealen, die sich in diesen schwierigen Bereich wagen. Andererseits ist es nach wie vor so, daß gerade Großkrankenhäuser an kleineren Orten einen nicht unerheblichen wirtschaftlichen Faktor darstellen, der oftmals gerade in Zeiten hoher Arbeitslosigkeit die einzige Berufschance in der Region darstellt.

Ein Krankenpfleger schilderte seinen Werdegang:

»Als ich mit der Schule fertig war, wollte ich zwei Monate als Hilfspfleger in der psychiatrischen Klinik arbeiten. In dieser Zeit war die psychiatrische Klinik so ein Tip. Dort konnte man nach der Schule gut Geld verdienen, auch wenn man noch eine unqualifizierte Kraft war. Das war für viele ein Anreiz. Viele haben dort als Hilfspfleger angefangen und sind erst nachher in die Ausbildung eingestiegen. Dann bin ich aber zwölf Jahre dort geblieben. Die Psychiatrie hat mich auch interessiert, als ich mit der Schule fertig war. Das war eine Zeit, in der ich mich sehr für Randgruppen interessierte und mich mit diesen Problemen auseinandersetzte. Nachdem ich anfangs mit 30 Behinderten gearbeitet habe auf einer Station, habe ich dann den Entschluß gefaßt, die Lehre zu beginnen. Denn zu diesen Menschen habe ich nach einer gewissen Zeit eine Beziehung gefunden, die Arbeit hat mir viel Freude gemacht. Die Arbeit war für mich zunächst fremd gewesen, die Patienten waren mir fremd, aber sie wurden mir vertraut. Deshalb habe ich mich zu der Ausbildung entschlossen.«

Strukturelle Schwierigkeiten

Wesentliche Belastungsfaktoren in der Arbeit mit psychisch kranken Patienten in psychiatrischen Krankenhäusern werden immer wieder mit institutionellen Faktoren und Einschränkungen in Verbindung gebracht. Ein Psychiatriepfleger aus unserer Diskussionsrunde, der nach vielen Jahren Arbeit in einer Großklinik diese Institution verlassen hatte und nun in einer ambulanten Nachsorgestelle arbeitet, sagt zu diesem Bereich:

»Mich haben in der Psychiatrie vor allen Dingen die stumpfsinnigen Strukturen belastet. Oft mußte ich Arbeiten leisten, die sehr von Hierarchien und von ungeschriebenen Regeln geprägt waren. Da habe ich dann den Druck der Patienten nicht mehr ausgehalten, und der Alltag war schwer zu ertragen. Ich habe zum Beispiel nie eine Antwort bekommen von meinen Vorgesetzten oder von den Ärzten, wenn ich wissen wollte, was mit dem Patienten eigentlich los ist. Man hatte wenig Möglichkeiten, selber aktiv oder kreativ mit Patienten zu werden. Ich hoffe, daß sich heute die Strukturen verbessert haben.«

RUMP (1979) untersuchte eine Anzahl von psychiatrischen Krankenhäusern in Australien und fand, daß die Zufriedenheit unter den Krankenschwestern umgekehrt proportional zur Größe des Krankenhauses war. In den bis heute noch sehr verbreiteten Großkliniken scheint die soziale Distanz zwischen den Berufen besonders groß zu sein und die Kommunikationsmöglichkeiten besonders gering. Oftmals sind die Strukturen undurchschaubar, geprägt von Traditionen und ungeschriebenen Gesetzen, und es liegt eine geringe Klarheit über die allgemeinen Ziele der Klinik und die Patientenbetreuung vor. Dazu kommt noch, daß das soziale Klima in Großkliniken oftmals der Gesundung der Patienten nicht zuträglich ist und manche psychischen Symptome wie Antriebsarmut, mangelndes Interesse an der Umwelt etc. nicht nur begünstigt, sondern sogar erst richtig hervorruft. Der Begriff der »totalen Institution«, in welcher der einzelne (Patient wie auch Mitarbeiter) wenig Spielraum für Eigenkreativität findet, trifft auf die Großkliniken im besonderen Maße zu.

Belastungen im Umgang mit den Patienten

Aber auch die Konfrontation mit psychischer Krankheit und Leid sowie der Umgang mit psychiatrischen Patienten ist an sich schon eine seelisch sehr belastende Tätigkeit.

In der Pflege psychiatrischer Patienten spielt *Angst* eine bedeutsame Rolle. Patienten mit bestimmten Störungen weisen eine hohe Gewaltbereitschaft auf, und insbesondere im Falle von Psychosen stellt aufkommende Gewalt eine besonders unberechenbare Seite der Symptomatik dar.

Eine Psychiatrieschwester schildert ihre diesbezüglichen Erlebnisse:

»Ich wurde von einem Patienten geschlagen, habe eins auf das Auge bekommen. Danach mußte ich auf der Notfallstation behandelt werden. Es war nach einem Spaziergang. Ich habe diesen Patienten im Park getroffen. Ich habe ihn von der Station gekannt, aber er war nicht in der Gruppe, die ich betreute. Er ist uns entgegengekommen, und plötzlich hat er mich erwischt. Von diesem Moment an hatte ich schon Respekt. Dieser Patient wurde dann nachher noch bestraft. Er bekam eine Woche Ausgangssperre. Das war auch für mich nicht so einfach. Ich habe mich dann gefragt, ob ich es überhaupt hätte melden sollen. Danach ist mir nicht mehr viel passiert, obwohl ich weiter gearbeitet habe. Trotzdem bin ich nie allein in ein Isolationszimmer gegangen. Ich habe besonders Respekt vor den Psychotikern.«

Aggressive Patienten und ihre Wutgefühle können eine große Rolle spielen, auch wenn es zu keinen unmittelbaren Übergriffen kommt. Dies schilderte eine Krankenschwester aus ihrer Arbeit in der Kinderpsychiatrie:

»Ich finde die Arbeit mit einzelnen Kindern sehr belastend. Manchmal ist es anders als mit Erwachsenen, wenn man die Geschichte der Kinder mitbekommt. Ich stelle mir manchmal vor, was das Kind schon alles erlebt hat. Da muß man sämtliche Aggressionen aushalten, alle Wut, die eigentlich anderen gilt. Wenn ich die Geschichte der Kinder kenne, kommt auch bei mir selber Wut auf. Wut und Zerstörung spielen in unserer Arbeit eine große Rolle. Häufig projizieren ja die Kinder alle ihre Wut, die eigentlich den Eltern gilt, auf uns. Für mich ist es besonders schwierig auszuhalten, wenn mißhandelte Jungen uns Frauen gegenüber den ›Macker‹ spielen. Da haben es die Männer bei uns schon viel einfacher als die Frauen. Viele Väter unserer Kinder haben ihre Frauen mißhandelt. Dadurch haben die Kinder oft ein schlechtes Frauenbild, und dies lassen sie uns spüren.«

Aber auch die Gewalt der Patienten gegenüber sich selber stellt für die Krankenpfleger und -schwestern ein Problem dar. Der Suizidversuch oder Suizid von Patienten läßt zwar den betreuenden Pfleger in seiner körperlichen Integrität ungeschoren, aber es bleiben Schuldgefühle zurück.

Ein Psychiatriepfleger:

»In manchen Kliniken wird sehr viel Angst geschürt vor möglichen Suizidhandlungen. Es wird vermittelt, daß es Suizide unter keinen

Umständen geben darf, weil sie das Schlimmste für das Ansehen seien. Dann geht es manchmal gar nicht um den Patienten.«

Die Betreuung von psychotischen Patienten stellt auch deshalb eine besondere Belastung dar, weil es in dem besonders dichten pflegerischen Umgang wenig Schutzmöglichkeiten gibt (die z.B. die Ärzte haben) und man sich auf die eigene psychische Stabilität berufen muß, um sich von dem psychotischen Erleben der Patienten abzugrenzen. Ein Psychiatriepfleger sagte in unserer Diskussionsrunde dazu:

»Ich habe oft im Umgang mit Psychotikern Mühe, weil ich zuwenig Supervision und Arbeitsmittel habe. Es ist wichtig, die eigenen Grenzen zu finden. Jede Psychose hat ihren Sinn. Sie ist ein Mittel zum Überleben. Ich finde es nicht richtig, wenn man einfach den Deckel drauf macht und die Patienten medikamentös sediert.«

Eine Psychiatrieschwester antwortet hierauf:

»Ich habe Angst, mit den Psychotikern alles auszuleben. Psychotiker lösen in mir Angst aus. Ich habe mich manchmal gefragt, wo da die Grenzen sind. Ich kann viele Wahnideen bis zu einem gewissen Grad nachvollziehen und mitleben. Dann kommt aber für mich immer wieder die Frage, wo bei mir die Grenze ist. Wo ist die Grenze zwischen normal und nicht normal.«

Gerade, wenn man davon ausgeht, daß die Grenze zwischen psychisch normal und psychisch krank fließend ist und daß jeder Mensch in sich auch psychisch kranke, teilweise psychotische Kerne besitzt, kann die enge Konfrontation mit psychotischen Patienten und ihrem Erleben im Stationsalltag sehr ängstigend werden. Einerseits ist dann das Ziel, sich auf das Erleben des Patienten einzulassen, um ihn zumindest teilweise zu verstehen und damit auch zu ihm Zugang zu finden. Andererseits muß zum eigenen Schutz viel Distanz gehalten werden, damit das eigene psychische Funktionieren aufrecht erhalten werden kann und die Psychose als psychischer Zerfall nicht in einem selbst Raum ergreift.

Mangelnde Erfolgserlebnisse

Ein weiterer erheblich belastender Faktor der psychiatrischen Pflege stellt die Tatsache dar, daß die *Erfolge* der eigenen Arbeit wenig meßbar sind und daß man mit sehr viel Mißerfolgen, zum Beispiel Rückfällen von Patienten konfrontiert ist. Patienten, die man durch mühsame Arbeit einigermaßen stabilisiert entlassen konnte, kehren oft schon bald wieder zurück. Die Aufenthaltsdauer in den psychiatrischen Kliniken ist zwar stark zurückgegangen, dafür ist aber die Wiederaufnahmequote sehr hoch. Hierfür ist der Begriff der »Drehtürpsychiatrie« geprägt worden.

Eine Krankenschwester, die im Suchtbereich arbeitet:

»Im Suchtbereich sind für mich die Rückfälle eine wesentliche Belastung. Dann frage ich mich manchmal, ob meine Arbeit wirklich sinnvoll ist. Bei manchen Patienten werde ich resignativ und schaue dann nicht mehr so genau hin, wenn sie wieder beginnen, Suchtmittel zu gebrauchen. Mittlerweile sind meine Erwartungen nicht mehr so groß. Für mich gibt es immer wieder kleinere Erfolge, beispielsweise, wenn ein Patient den Termin in einer Suchtberatungsstelle wahrgenommen hat. Ich freue mich, wenn ein Patient noch Ziele für die Zeit nach dem Aufenthalt bei uns hat. Ich arbeite jetzt seit fast drei Jahren im Suchtbereich. Es sind vielleicht zehn Patienten von Hunderten, bei denen ich erreicht habe, daß sie nach der Behandlung wirklich im Leben zurechtkommen. Die anderen sind immer wieder gekommen. Ich habe nicht die Erwartung, daß die Patienten suchtmittelfrei werden. Ich habe Hunderte gesehen, die immer wiedergekommen sind. Vielleicht haben davon ein oder zwei eine Arbeitsstelle bekommen. Das ist ein Drehtürsystem. Am Anfang konnte ich mit dieser Mißerfolgsrate nicht zurechtkommen. Ich habe wirklich gelitten. Mit der Zeit kann ich das aber besser akzeptieren.«

Ein besonders heikles Thema im Alltag der psychiatrischen Kliniken ist die Aufnahme und Behandlung von Patienten *gegen deren Willen,* zu der es kommen kann, wenn Patienten krankheitsbedingt nicht einsichtsfähig sind und sich oder ihre Umwelt gleichzeitig gefährden (vgl. hierzu FINZEN et al. 1993). Der sich aus solch einer Situation ergebende Umgang von Krankenschwestern und -pflegern mit ihren Patienten steht stark im Gegensatz zu dem allgemeinen Bild der Krankenpflegetätigkeit, in der man es in der Regel mit Hilfesuchenden und oft auch dankbaren Patienten zu tun hat. Einen Patienten aber zu pflegen, der dies im Grunde ablehnt, ist oftmals nur unter Anwendung von Gewalt möglich, die oft in erheblicher Diskrepanz zum Berufsbild und zu den eigenen Idealen steht.

Eine Psychiatrieschwester schilderte das so:

»Auf der Akutstation habe ich es als besonders belastend empfunden, wenn wir einen Patienten zwangsspritzen mußten. Dies war besonders schwierig, wenn es sich um einen Patienten handelte, den ich als Bezugsperson zu betreuen hatte und mit dem ich mich besonders intensiv beschäftigt habe. Manchmal mußte ich dann selber spritzen. Dies war noch zeitweise während der Lehre, als ich mich nicht getraut habe zu sagen, daß ich jetzt nicht spritzen wollte. Ich hatte Angst, daß ich wegen solch einer Äußerung Abzüge in der Bewertung erhalten würde. Das habe ich als eine extreme Situation erlebt. Ich hatte das Gefühl, daß die menschliche Ebene gar keine Rolle spielt, sondern daß man nur schaute, ob ich nun intramuskulär spritzen könne oder nicht. Deshalb war es für mich ein Horror, auf der Akutstation zu arbeiten.«

Suche nach Schutz und Unterstützung

Gerade in der moderneren Psychiatrie sind die Ansprüche an die Psychiatriepfleger und -schwestern teilweise sehr gestiegen. Sie übernehmen viele therapeutischen Ideale, setzen sich zum Ziel, eine intensive und vertrauensvolle Beziehung zum Patienten aufzubauen und in der Folge davon vieles von dem Leid und der bedrohlichen psychischen Erlebensweise des Patienten auf sich zu nehmen. Die Tendenz, sich in der alltäglichen Arbeit in der Psychiatrie auf die Patienten mehr einzulassen und sie besser zu verstehen, also nicht einfach die Krankheit als eine Abweichung von der Normalität zu beschreiben, stellt sicher einen fachlichen und menschlichen Fortschritt dar. Aber die in der Pflege Tätigen müssen diesen Anspruch erfüllen, ohne daß sie ähnliche *Schutzmöglichkeiten* haben wie beispielsweise Ärzte, die sich in ihrem Patientenkontakt oftmals auf festgelegte Therapiestunden beschränken können und die Beziehung zum Patienten in einem zeitlichen und räumlichen Rahmen gestalten. Krankenpfleger und -schwestern sind aber im Alltag mit den Patienten zusammen, müssen sie während der Arbeit dauernd betreuen und

Krankenpflege in der Psychiatrie 141

können sich kaum zurückziehen. Sie müssen im Kontakt einen möglichst menschlichen Umgang gewährleisten und haben gleichzeitig Überwachungs- und Kontrollfunktionen. Das ist natürlich besonders ein Problem in der stationären Psychiatrie, kann aber auch im ambulanten Bereich eine Rolle spielen.

Ein Psychiatriepfleger aus einer ambulanten Nachsorgestelle schilderte uns folgendes:

»Ich habe am Anfang meiner Tätigkeit wochenweise allein gearbeitet, und ich habe dann angefangen zu bemerken, daß ich die Grenzen verliere. Ich kann mich an einen Sommer im ersten Jahr erinnern, als die Hausärzte und die Psychiater alle in die Ferien gegangen sind. Ich war da im 4. Stock und die Patienten kamen einer nach dem anderen. Ich bin am Morgen ins Büro rein und am Abend wieder raus und hatte in der Zwischenzeit vielleicht 30 Patienten. Und ich hatte dauernd Anrufe, weil alle Psychiater ihre Patienten abgegeben hatten. Ich habe nur noch ›ja‹ gesagt. Und dann habe ich am Schluß gemerkt, daß ich anfange, die Grenzen zu verlieren.«

Im alltäglichen Umgang mit den psychisch Kranken ist es schwierig, in der Beziehung einen Kompromiß zwischen professioneller Einstellung und menschlicher Ungezwungenheit zu finden. Daß in manchen therapeutischen Bereichen, die von rigiden Konzepten geprägt sind, die Professionalität auch ad absurdum geführt werden kann, schildert eine auf einer Suchtabteilung tätige Krankenschwester:

»Wir lernen, wie man die Beziehung zu einem Patienten gestaltet. Wir dürfen uns nicht freuen, und wir dürfen nicht über Erfolge reden. Ich werde in der Klinik immer wieder kritisiert, wenn ich mit Nähe und Distanz nicht sehr bewußt umgehe. Ich muß professionell umgehen mit dem Patienten und darf nicht spontan sein. Wenn ich merke, daß meine Spontanität nicht akzeptiert wird, neige ich dazu, mich zurückzuziehen. Auch darf ich keine Enttäuschung zeigen. Das ist im Suchtbereich nicht indiziert. Die Patienten wurden so oft enttäuscht, da kann ich doch nicht kommen und sagen, daß ich jetzt enttäuscht bin, weil sie beispielsweise abbrechen. Das wäre schlecht für den Patienten. Ich sage einfach, daß ich es schade finde, daß sie es einfach noch einmal probieren sollen. Aber ich habe ja auch meine Gefühle. Manchmal werde ich wütend, wenn zum Beispiel ein Patient um 17.00 Uhr noch in den Ausgang will, und ich genau weiß, daß er sich jetzt wieder Drogen beschaffen will. Es besteht die Gefahr, daß er abstürzt. Und dann kommt er tatsächlich verladen zurück. Dann werde ich schon wütend. Aber das sage ich nicht, das geht nicht. Keiner meiner Kollegen wird wütend, nicht der leitende Arzt, nicht der Oberarzt und nicht der Assistenzarzt. Diese Haltung wird sehr vertreten vom Team. Niemand hat mir gesagt, daß man nicht wütend werden darf, aber es ist eben ein ungeschriebenes Gesetz. Die Patienten sind ja Leute, die sowieso nicht von der Gesellschaft akzeptiert werden, und wir werden doch für unsere Arbeit bezahlt. Da kann ich doch nicht zeigen, daß ich enttäuscht oder wütend bin. Solch eine Haltung wird nicht verlangt. Für mich ist das zu einer Selbstverständlichkeit geworden.«

Das letzte Zitat zeigt, in welchem Spannungsfeld Psychiatrieschwestern und -pfleger sich gerade in einer sich als fortschrittlich verstehenden Psychiatrie befinden können. In den letzten Jahren hat die Ausbildung in diesem Bereich psychotherapeutische Elemente übernommen, wie Gesprächsführung, Kenntnisse unbewußter Abläufe und Überlegungen zur therapeutischen Haltung. All diese Ideale sind aber im Alltag der Pflege schwer durchzusetzen, ohne daß man seine Echtheit verliert. Wichtige Hilfsmittel für in der Psychiatriepflege Tätige sind Selbsterfahrung in ausreichendem Maß und Supervisionsmöglichkeiten. In vielen psychiatrischen Kliniken sind Teamsupervisionen aber sehr umstritten. Vielen älteren Krankenpflegern und Krankenschwestern fällt es zuweilen schwer, das Reden über ihre Arbeit als ein wichtiges Element ihrer Tätigkeit anzusehen. Oft gibt es Spaltungen in Teams zwischen den jüngeren Mitarbeitern, die darin offener und auch suchender sind, und älteren Mitarbeitern, die diese Art der Reflexion nicht als etwas für sie Nützliches akzeptieren können.

Eine Psychiatrieschwester führt ihre Erfahrung auf einer gerontopsychiatrischen Abteilung aus:

»Zwischen den jungen Krankenschwestern und -pflegern, die gerade ihre Ausbildung gemacht haben, und den alten Kollegen auf der Station gibt es eine große Diskrepanz. Gerade in der Geriatrie war es beispielsweise nicht selbstverständlich, daß ich mit einer Patientin geredet habe, anstatt das Bett sofort zu beziehen. Die Kultur dort war noch nicht soweit, es ging mehr um Leistung. Man müßte von der Krankenpflegeschule aus, in der wir ja viel Supervision und Selbsterfahrung hatten, diese alten Pfleger einladen und mit ihnen darüber reden, wie sie arbeiten. Wenn wir Supervision gehabt haben, dann hat es geheißen: ›Ja, ja, sie gehen wieder klatschen über die Station.‹«

Ein Krankenpfleger über seine Erfahrungen in der Krankenhauspsychiatrie:

»Als ich in der Klinik gearbeitet habe, da gab es ein Feindbild, das hieß ›görzeln‹. Dieser Ausdruck bezieht sich auf ›Görz‹, eine therapeutische Einrichtung, die von den Antipsychiatern in Triest geleitet wurde, und bedeutet, daß man mit dem Patienten redet. Wenn ein Schüler mit dem Patienten geredet hat, dann war das ein ›Görzler‹. Das war ein Schimpfwort. Die alten Pfleger mußten ja schließlich ganz viel Änderung mitmachen. Sie kamen aus einer Zeit, in der ganz andere Richtlinien eine Rolle spielten. Trotzdem konnte ich von den Alten sehr viel profitieren. Sie hatten eine Grundhaltung, die ganz anders ist als die heutige. In dieser Grundhaltung wurde dem Patienten eine gewisse Achtung entgegengebracht, mit anderen Mitteln, als man sie heute hat. Von daher kann man nicht so schwarz/weiß malen«.

III. Zur Psychodynamik des Pflegeberufs

Helferhaltungen

Einige Autoren haben sich mit den Gründen und inneren Motiven beschäftigt, die den Anstoß geben können, einen *helfenden Beruf* zu ergreifen.

SCHMIDBAUER (1980) hat als erster in Frage gestellt, ob das Helfen tatsächlich immer nur uneigennützige und selbstlose Motive hat. Er beschreibt in seinem Buch, daß durch das Helfen versucht werden kann, einen Mangel an Anerkennung im Leben und Selbstwertgefühl auszugleichen.

Empirische Ergebnisse der Berufswahlforschung im Pflegebereich zeigten (WEINERT 1984), daß Krankenpflegeschülerinnen ein Selbstbild haben, das geprägt ist durch das Bedürfnis, sich mit anderen zu beschäftigen und ihnen zu helfen. Außerdem ist es charakterisiert durch Selbstherabsetzung, geringes Dominanzstreben und Ertragen einer untergeordneten Rolle.

In der Literatur finden sich auch Hinweise (MUHLENKAMP et al. 1972), daß besonders die ältesten Mädchen einer längeren Geschwisterreihe sich zum Krankenpflegeberuf entschieden. Jüngere Töchter taten dies weitaus seltener. Diese Tendenz zeigte sich umso deutlicher, je größer die Familie war. Dies wird so erklärt, daß sich bei den ältesten Töchtern ein ausgeprägteres Bedürfnis entwickelte, sich um andere zu kümmern und sie zu pflegen, da dies wohl eine ihrer Aufgaben gegenüber den jüngeren Geschwistern war.*

---

* Die Studie stammt allerdings aus den 60er Jahren, und es ist fraglich, ob die Aussagen für die heutige Zeit noch Gültigkeit haben.

Eine tiefenpsychologische Erklärung dafür wäre, daß diese Töchter sich in ihrer Kindheit sehr stark mit ihrer Mutter identifiziert haben. Sie erlebten, daß diese Mutter viele Kinder gebar und sich um diese kümmern mußte. Die dadurch ausgelösten Aggressionen auf die Mutter und die Eifersucht auf die jüngeren Geschwister wurden schuldhaft erlebt. Eine Möglichkeit, mit diesem Konflikt umzugehen, war, die Enttäuschung über die Mutter mittels Identifikation mit ihr zu bewältigen. Dies geschah in dem Sinn: *Wenn ich mal groß bin, werde ich auch eine Mutter vieler Kinder sein.* Indem sich das kleine Mädchen mit der Mutter identifizierte und sich in ihrer Phantasie in die Mutterrolle versetzte, entfloh es der Position des enttäuschten, durch die Mutter sich vernachlässigt fühlenden Kindes. Bestehen bleibt jedoch, daß all dem sehr viel unbewußte Aggression zugrunde liegt, die aus der erlebten Enttäuschung stammt.

Im folgenden werden verschiedene Helferhaltungen von Krankenschwestern beschrieben. Es soll aufgezeigt werden, was zum Ergreifen dieses Berufes führen kann, welche Motive der Berufswahl zugrunde liegen und welche Befriedigungsmöglichkeiten die Pflegetätigkeit bietet.[1]

Die hier herausgearbeiteten Helferhaltungen leiten sich aus Grundkonflikten ab, denen jeder mehr oder weniger ausgesetzt ist. Jeder ist gefordert, sie zu bewältigen. Diese Konflikte sind meist unbewußter Art, das heißt, sie sind dem individuellen Erleben nicht direkt zugänglich. Um so mehr können sie sich aber auf persönliche Einstellungen und Befindlichkeiten sowie vor allem auf die Beziehungen zu anderen auswirken. Gerade für den Beruf der Krankenschwester ist jedoch der Umgang mit anderen Menschen, das Aufnehmen und Gestalten von menschlichen Beziehungen, besonders charakteristisch.

---

[1] Grundlage für die Aussagen bilden Balint-Gruppensitzungen der Ulmer Modellstation, die während des Weiterbildungskurses »Patientenzentrierte Pflege/psychosomatische Medizin« abgehalten wurden. Die Äußerungen der einzelnen Teilnehmerinnen sind interpretativ ausgewertet (vgl. FISCHLE et al. 1982). Die daraus abgeleiteten Beschreibungen und Interpretationen sind, um plastisch zu werden, zum Teil überzeichnet. In der Realität ist davon auszugehen, daß eine berufliche Haltung in solch einseitiger Weise kaum vorliegen wird.

Grundlage für unsere Ausführungen ist ein *Konfliktmodell* der menschlichen Psyche, das davon ausgeht, daß jeder Mensch einander widersprechenden, vorwiegend unbewußten Motiven und Bestrebungen ausgesetzt ist, die das Ich mittels (mehr oder weniger gelungener) Kompromisse in Einklang bringen muß (z.B. Liebe und Aggression, Triebe und innere sowie äußere Verbote etc.). Beim Umgang mit solchen inneren Konflikten und Zwiespältigkeiten (Ambivalenzen) stellt sich die Frage, ob wirkliche Kompromisse gefunden werden können. Denn diese setzen voraus, daß keine der Bestrebungen komplett unterdrückt wird. Letztendlich geht es darum, daß das Ich die verschiedenen Bestrebungen anerkennt, auch wenn es nicht deren vollständige Befriedigung zulassen kann.

Gelingt dies nicht oder nur ungenügend, so kann es zu starren Abwehren und Abspaltungen einzelner Bestrebungen kommen, die dauernd in Schach gehalten werden müssen, weil sie aus dem Unbewußten wieder aufzutauchen drohen. Das führt meistens zu sehr rigiden Haltungen, in welchen eine Seite übermäßig betont wird, wogegen der anderen keinerlei Existenzberechtigung zugesprochen wird. Dies ist zum Beispiel bei einem sehr zwanghaften, aggressionsgehemmten Menschen der Fall, der seine ganze psychische Energie darauf verwenden muß, Wut- und Haßgefühle in Beziehungen bei sich zu unterdrücken und deshalb auch keine tiefen Liebesgefühle und keine menschliche Wärme entwickeln kann.

Wenn sich solche einseitigen Konfliktlösungen (auch) in Helferhaltungen von Krankenschwestern niederschlagen, werden diese Haltungen starr und unflexibel. Die Krankenschwestern können dann dem Patienten nicht mehr voll gerecht werden. Es besteht die Gefahr, daß sie ihre eigene innere Wirklichkeit dem Patienten überstülpen und die persönlichen Probleme, Motive und Wünsche ihrer Patienten insoweit selektiv wahrnehmen, wie sie ihrer eigenen inneren Konfliktlösung entsprechen. Die Krankenschwester kann dann letztendlich nur für einen bestimmten Typus von Patienten, der zu ihrer psychischen Konstellation paßt, hilfreich sein.

Bemühen um allumfassende Versorgung

Hier handelt es sich um eine Haltung, die von Aufopferung für den Patienten und von Vernachlässigung eigener Bedürfnisse geprägt ist. Die Stärke der Krankenschwester liegt in der Fähigkeit, sich in Kranke und Pflegebedürftige einzufühlen und deren Bedürfnisse nach Verstanden- und Umsorgtwerden zu befriedigen. Wer als pflegebedürftiger Patient in ihre Obhut kommt, ist bei ihr bestens aufgehoben und wird optimal versorgt werden. Eine solche Krankenschwester ist vergleichbar mit dem Bild von einer Mutter, die bereit ist, ihre eigenen Wünsche aufzugeben, um sich ganz und gar dem Wohl ihrer Kinder zu widmen.

1. Welches sind die Motive bei dieser Helferhaltung, den Pflegeberuf zu ergreifen, und welche Befriedigungsmöglichkeiten eröffnet er?

Die Beziehung zwischen Patient und Krankenschwester zeichnet sich dadurch aus, daß der Patient der schwache, empfangende Partner ist, während die Krankenschwester mit dieser Helferhaltung die Starke, Gebende und Versorgende ist. Eine mögliche Erklärungsweise für diese aufopfernde, versorgende Haltung wäre, daß sich die Krankenschwester mit ihren Patienten gefühlsmäßig so identifiziert, daß sie selber an deren Versorgtwerden teilhaben kann. Sie könnte auf diese Weise eigene Wünsche nach Zuwendung befriedigen, ohne sich ihre eigene vorhandene Bedürftigkeit eingestehen zu müssen.

2. Aufgrund welcher lebensgeschichtlicher Entwicklungen kann es zu einer solchen Helferhaltung kommen?

Oftmals liegt einer solchen Haltung ein Gefühl zugrunde, einen Mangel an Fürsorge in der eigenen Kindheit erlitten zu haben. Dieser kann zu einem – manchmal nicht eingestandenen – Lebensgefühl führen, zu kurz gekommen zu sein. Als Kompensation wird ein Beruf gewählt, in dem *andere* versorgt werden können.

Der Patient, der hilflos und schwach ist, spricht in seiner Bedürftigkeit die Anteile in der Krankenschwester an, die aus ihrer eigenen frühen Kindheit stammen, in der sie auch schwach, hilflos und zuwendungsbedürftig war. Durch einfühlende Pflege des Patienten können indirekt auch ihre eigenen Wünsche nach Versorgtwerden und Geborgenheit befriedigt werden. Ihre Rolle im Krankenhaus garantiert ihr, daß sie als Krankenschwester gegenüber dem Patienten in der Position der Starken sein kann und damit nie in Gefahr gerät, wieder in kindliche Hilfsbedürftigkeit und Abhängigkeit zu verfallen, was zum Wiederaufleben früherer Enttäuschungsgefühle führen könnte.

Das Gefühl von fehlender Geborgenheit und Bestätigung aus der eigenen Kindheit kann zu einem gering ausgebildeten Selbstwertgefühl führen, das noch weiter zu leiden droht, wenn die eigene Bedürftigkeit zugelassen und eingestanden wird. Dagegen bietet das Helfen und sich für andere Aufopfern eine erhebliche Bestätigungsmöglichkeit und ist darüber hinaus zum Nutzen des Patienten.

Außerdem kann es sein, daß in der Ursprungsfamilie einer Krankenschwester mit einer solchen Helferhaltung das Ideal herrschte, immer *anderen* helfen und sich für *andere* aufopfern zu müssen. Eigene Wünsche und Bedürfnisse der Familienmitglieder wurden dabei vernachlässigt.

3. Welche Gefahr liegt in dieser Helferhaltung?

Wie bereits beschrieben, resultiert aus dieser Konstellation die große Fähigkeit zur hingebungsvollen Pflege kranker Menschen. Diese Qualität ist für den Krankenpflegeberuf eine unabdingbare Voraussetzung. Wenn mit dieser Haltung aber vor allem das Gefühl, zu kurz gekommen und minderwertig zu sein, abgewehrt werden muß und die Haltung deshalb starr und extrem wird, entsteht das Risiko, daß die Krankenschwester leicht ihre Belastungsgrenzen überschreiten und sich überfordern kann. Die im Krankenpflegeberuf auch notwendige Abgrenzung vom Patienten ist erschwert, und es besteht die Gefahr, daß die Krankenschwester vom Patienten ausgenutzt wird, insbesondere wenn dieser eine übertriebene Anspruchshaltung zeigt. Ärger über solch »ausnutzende« Patienten, der zu einer Abgrenzung zwischen der Krankenschwester und dem Patienten verhelfen könnte, darf nicht zugelassen werden. Wut über solche schwachen und hilfsbedürftigen Kranken erzeugt im Gegenteil bei ihr Schuldgefühle, welche mit neuerlicher Aufopferung und Hinwendung zum Patienten beschwichtigt werden.

4. Welche Patienten können mit dieser Helferhaltung leicht und welche schwer gepflegt werden?

Der Patient, der optimal von einer solchen pflegerischen Haltung profitieren kann, muß eine Persönlichkeit sein, die sich dieses Umhegt- und Umsorgtwerden wünscht. Er muß in seiner Krankheit passive Wünsche zulassen und seine eigene Hilflosigkeit sowie das Bedürfnis der Krankenschwester, ihm zu helfen, akzeptieren können. Diesen Kranken fällt es leicht, den schwachen und empfangenden Part in der Schwester-Patient-Beziehung zu spielen, während die Krankenschwester die Starke und Gebende ist. Dadurch kann sie Befriedigung aus dem Pflegeverhältnis ziehen. Sie fühlt sich bestätigt, und ihr Selbstvertrauen wird gestärkt.

Es wirkt sich jedoch nachteilig aus, wenn diese Helferhaltung zu starr und ausschließlich ist. Wenn nur eine einseitige Sensibilität für und Einfühlung in die passiven, schutzsuchenden und versorgungsbedürftigen Anteile des Patienten vorhanden ist, kommen die oft auch vorhandenen Bedürfnisse des Patienten nach mehr Selbständigkeit und Autonomie zu kurz. Ein um die Wiedererlangung seiner Selbständigkeit bemühter Patient, der seine passiven Wünsche und Bedürfnisse ganz in den Hintergrund gestellt hat, kann aus einer nur aufopferungsvollen Pflege und Versorgung keinen Nutzen ziehen. Ist diese Helferhaltung sehr rigide ausgeprägt, kann die Krankenschwester den Patienten nicht in seiner ganzen Persönlichkeit mit passiven und aktiven Anteilen wahrnehmen, sondern spricht selektiv nur auf seine regressiven Seiten an. Denn im Unbewußten verborgen liegt die Furcht, daß der gesundete Patient selbständig wird, was das Ende seiner Abhängigkeit bedeuten würde.

Streben nach Autonomie

Hier handelt es sich um eine Haltung, bei der vorwiegend das Selbständigwerden und die Autonomie des Patienten angestrebt werden. Die Pflege verfolgt dabei das Ziel, für den Patienten den Weg zu mehr Unabhängigkeit zu bereiten. Das Anliegen ist nicht, den Patienten primär in seiner Schwäche zu stützen und zu umsorgen, sondern ihn bestmöglich zu fördern, damit er seiner schwachen Position entwachsen kann. Eine solche Haltung ist vor allem für Patienten günstig, die Aktivierung benötigen (z.B. Mobilisierung nach Frakturen etc.) oder die sich in der Rekonvaleszenz befinden. Eine Krankenschwester, die vorwiegend die Autonomiebedürfnisse des Patienten wahrnimmt und unterstützt, fördert somit seinen Weg zu einem selbständigeren und unabhängigeren Leben.

1. Welches sind die Motive bei dieser Helferhaltung, den Pflegeberuf zu ergreifen, und welche Befriedigungsmöglichkeiten eröffnet er?

Es herrscht bei dieser Helferhaltung in der Schwester-Patient-Beziehung auch ein starkes Gefälle vor, aber die Schwester möchte den Patienten nicht in seiner abhängigen Position belassen. Für sie ist es befriedigend, ihn zu fördern, damit er ein selbständigeres Leben führen kann. Erfolge in diesem Prozeß empfindet sie als Selbstbestätigung und Stärkung ihres Selbstvertrauens.

Möglicherweise ringen Krankenschwestern, die einseitig nur die Selbständigkeit des Patienten im Auge haben, auch um ihre eigene Autonomie und Unabhängigkeit. Durch Identifikation mit dem Patienten können sie an seinem Selbständigkeitsprozeß teilhaben und damit ihr eigenes Streben nach Unabhängigkeit befriedigen. Patienten erleben bei einer solchen Pflege eine bestmögliche Förderung der eigenen noch verbliebenen Möglichkeiten.

2. Aufgrund welcher lebensgeschichtlicher Entwicklungen kann es zu einer solchen Helferhaltung kommen?

Oftmals sind Menschen, die einseitig auf ihre Autonomie bedacht sind und in Beziehungen wenig Abhängigkeit zulassen können, in sehr engen Mutterbindungen aufgewachsen oder haben zumindest die Beziehung zur Mutter als sehr eng oder gar einengend erlebt. In der Kindheit war das Streben nach Unabhängigkeit und Selbständigkeit dadurch sehr erschwert. Der Vater war entweder nicht vorhanden oder wurde als schwach erlebt, so daß er der Tochter bei der Loslösung aus der engen Beziehung zur Mutter nicht helfen konnte. So wurde das Ringen um mehr Selbständigkeit eine der frühesten und tiefstgreifenden Motive im Leben des Kindes, was viele Konflikte mit sich brachte.

Wenn die Krankenschwester den Patienten zu mehr Selbständigkeit anhält und damit an seinem Autonomiestreben partizipiert, versucht sie möglicherweise dadurch ihre eigene ungelöste Mutterbindung zu lockern, die ihr das Selbständigsein erschwert. Der Weg, die Unabhängigkeitsbestrebung von der eigenen Mutter an den Patienten zu delegieren und sich dann mit ihm zu identifizieren, ist ein psychischer Kompromiß, der ermöglicht, sich lösen zu können, ohne Schuldgefühle auf sich zu laden. Denn dem Patienten zu mehr Selbständigkeit zu verhelfen ist eine legitime, hochgeschätzte Aufgabe, wogegen die eigene Lösung aus Verstrickung und Abhängigkeit (seien sie innerlich oder äußerlich) eine eigentlich verbotene Bestrebung darstellt.

3. Welche Gefahr liegt in dieser Helferhaltung?

Im Arbeitsalltag kann ein solcher Konflikt zwischen Autonomiewünschen und Abhängigkeitsängsten eine schwere Hypothek darstellen. Es fällt dann beispielsweise schwer, sich eine mögliche Überforderung einzugestehen und nach Hilfe und Entlastung zu suchen. Dies widerspräche dem eigenen Selbstbild, das von Stärke und Eigenständigkeit geprägt ist. Wenn die Probleme jedoch so groß werden, daß die eigenen Bewältigungsmechanismen dafür nicht mehr ausreichen, gerät dieses

Selbstbild ins Wanken. Dadurch kommen Ängste auf, in die gefürchtete Abhängigkeit, die früher von der Mutter so unlösbar erlebt wurde, zurückzufallen.

Ein Ausweg aus dieser Überforderungssituation wäre, zu seinen Schwächen zu stehen und gegebenenfalls Hilfe von außen anzunehmen. Im Berufsalltag einer Krankenschwester ist dies besonders wichtig. Wenn sie an Grenzen stößt und mit sich, ihrer Arbeit oder den Patienten nicht mehr zurecht kommt, sollte es ihr möglich sein, Unterstützung zu suchen, sei dies durch Gespräche im Kollegenkreis, in Teamsitzungen oder in Supervisionsgruppen oder noch weitergehender durch eine psychotherapeutische Behandlung.

4. Welche Patienten können mit dieser Helferhaltung leicht und welche schwer gepflegt werden?

Grundsätzlich ist die Förderung der Selbständigkeit des Patienten ein erklärtes Ziel der modernen Pflegetätigkeit. Die meisten Rehabilitationsmaßnahmen bauen darauf auf. Bei der Mobilisierung von Patienten mit Frakturen, Thromboserisiko und so weiter ist diese Haltung äußerst wertvoll.

Wenn diese Helferhaltung jedoch zu rigide und starr ausgeprägt ist, dann werden selektiv nur die Wünsche des Patienten nach mehr Autonomie und Selbständigkeit wahrgenommen, bestärkt und gefördert. Patienten, denen aufgrund ihrer Krankheit eine Entwicklung zu mehr Selbständigkeit und Unabhängigkeit nicht mehr möglich ist, können davon nicht profitieren. Diese Patienten können keine »Hoffnungsträger« mehr sein für die Entwicklung zu mehr Autonomie. Liegt bei einer Krankenschwester ein eigener ungelöster Autonomiekonflikt vor, macht es ihr Angst, sich auf solche Patienten einzulassen, die nicht mehr selbständig werden wollen oder können und die akzeptieren (müssen), abhängig zu sein. Das sind etwa Patienten mit progredienten und/oder tödlichen Erkrankungen, Sterbende oder geriatrische Patienten, bei denen keine rehabilitativen Therapieziele mehr angestrebt werden. Durch solche Patienten, die sich in Abhängigkeit begeben und diese für sich auch akzeptieren müssen, ohne dagegen anzukämpfen, kann sich eine Krankenschwester bedroht fühlen, wenn sie ihre eigene innere Abhängigkeit von der Mutter noch nicht überwunden und Angst hat, wieder vereinnahmt zu werden.

Bestreben, an den Gefühlen anderer teilzuhaben

Manchen Menschen fällt es leichter, sich in die emotionale Welt ihrer Mitmenschen einzufühlen als in die eigene. In ihnen können sie alle Wünsche und Bestrebungen erkennen, die ihnen für sich selbst fremd und bedeutungslos erscheinen. Daraus kann es zu einer Helferhaltung kommen, in der der Einsatz für den anderen *anstelle* eigener Befriedigung steht. ANNA FREUD (1936) spricht in diesem Zusammenhang von der »altruistischen Abtretung« eigener Triebregungen an andere Menschen.

Ein solcher psychischer Mechanismus scheint eine ideale Voraussetzung für das Ergreifen des Krankenpflegeberufes zu sein, weil hier vor allem die Fähigkeit gefragt ist, sich in seine Mitmenschen einzufühlen und für ihre Bedürfnisse einzutreten. Eine Krankenschwester mit dieser Helferhaltung besitzt von daher ein großes Maß an Empathie für ihre Patienten. Sie ist fähig, sehr genau deren Gefühle, Wünsche und Bedürfnisse zu erspüren. Patienten können sich von ihr auch ohne viele Worte gut verstanden wissen.

1. Welches sind die Motive bei dieser Helferhaltung, den Pflegeberuf zu ergreifen, und welche Befriedigungsmöglichkeiten eröffnet er?

Das Motiv für die Berufswahl hat bei dieser Helferhaltung einen defensiven Charakter, denn es baut auf einer Hemmung auf, eigene Gefühle und Wünsche angemessen wahrnehmen zu können. Da nur ein unvollkommener Zugang zu den eigenen Gefühlen existiert, wird die eigene Innenwelt mit den Gefühlen anderer gefüllt. Der Krankenpflegeberuf ermöglicht es, die hohe Sensibilität für die Gefühle anderer sinnvoll und nützlich einzusetzen. Wenn dem Patienten mit einem hohen Maß an Einfühlung begegnet wird und er sich von der Krankenschwester verstanden fühlt, kann dies für beide sehr befriedigend sein.

2. Aufgrund welcher lebensgeschichtlicher Entwicklungen kann es zu einer solchen Helferhaltung kommen?

Auch hier ist die Entstehung der Helferhaltung bereits in der Kindheit angelegt. So erspürt schon ein kleines Kind sehr schnell, wenn die Eltern, beispielsweise aufgrund eigener Depressivität, nicht in der Lage sind, sich auf die kindliche Welt einzustellen und die kindlichen Bedürfnisse wahrzunehmen, weil sie zu verhaftet und beschäftigt mit ihrer eigenen Gefühlswelt sind. Es kann dann zu einer Art Umkehrung kommen, in welcher das Kind sich auf den Erwachsenen (Mutter oder Vater) einstellt und versucht, dessen Wünsche zu erspüren und zu befriedigen, um in der dadurch erzielten Harmonie die Zuwendung und Liebe der Eltern zu gewinnen. Wenn es der Mutter und/ oder dem Vater emotional nicht sehr gut geht, kann es sein, daß sich die Tochter für deren Wohlergehen verantwortlich fühlt und auf die Erfüllung eigener Bedürfnisse verzichtet, um die Eltern zu stützen und sie für sich zu erhalten, da sie als Kind auf sie angewiesen und von ihnen abhängig ist. So kommt es schon früh zu einem Verzicht auf die Wahrnehmung der eigenen Gefühle und Wünsche, und es entsteht die Fähigkeit und Notwendigkeit, sich in das Gegenüber einzufühlen und das eigene Selbst mit einem »Mantel« solcher fremden Selbstanteile zu umgeben. WINNICOTT (1960) spricht in diesem Zusammenhang von einem »falschen Selbst«, das das »wahre (Kern-)Selbst« schützend umgibt. Jeder Mensch unterliegt in mehr oder weniger ausgeprägter Form solch einem Vorgang. Es kommt aber nur dann zur Verarmung der Persönlichkeit, wenn das falsche Selbst überproportional groß wird und das wahre (Kern-) Selbst darunter zu verschwinden droht. Dann entsteht die Notwendigkeit, sich dauernd nach anderen auszurichten, weil es (scheinbar) keine eigenen Bedürfnisse mehr gibt.

3. Welche Gefahr liegt in dieser Helferhaltung?

Das Bestreben, die Gefühle der Patienten zu erspüren, kann auf Dauer die Krankenschwester überfordern. Wenn sie ihre eigene innere Welt überwiegend mit den Gefühlen der anderen füllt, besteht die Gefahr, daß sie nur ein geringes Identitätsgefühl entwickelt und »sich nicht echt fühlt«. Ihre hohe Einfühlungsfähigkeit birgt für sie das Risiko, daß sie sich im anderen verlieren kann. Diese Überforderungssituation kann im schlimmsten Fall zu einem psychischen Zusammenbruch führen.

Um Mißverständnissen vorzubeugen: Die eigenen Gefühle der Krankenschwester sind bei dieser Haltung *nicht* verschwunden, sondern nur verdeckt, und können von ihr nicht unmittelbar wahrgenommen werden. Sie schaffen sich aber trotzdem Raum. Dadurch besteht die Gefahr, daß der Patient – aufgrund der ihr nicht zugänglichen Gefühle – von der Krankenschwester nicht in seiner eigenen Wirklichkeit wahrgenommen wird, sondern ihrer verzerrten Wahrnehmung unterliegt. Deshalb kann sie ihm (zumindest nicht immer) in vollem Umfang gerecht werden.

4. Welche Patienten können mit dieser Helferhaltung leicht und welche schwer gepflegt werden?

Viele Patienten empfinden diese einfühlende Haltung der Krankenschwester als große Hilfe und Unterstützung in ihrem eigenen Leid. Gerade Patienten, die zu einem depressiven Erleben neigen, fühlen sich vielleicht erstmalig wirklich verstanden.

Problematisch wird es jedoch für Patienten, die diese Empathie, die auch eine gewisse Nähe schafft, nicht ertragen können und sie deshalb ablehnen. Nimmt die Krankenschwester diese Ablehnungsgefühle wahr, neigt sie leicht dazu, sie so in sich aufzunehmen, daß sie sich selbst für ablehnenswert hält. Dadurch wird sie emotional stark belastet und kommt in Gefahr, aus dem psychischen Gleichgewicht zu geraten.

Bedürfnis nach Kontrolle und Strukturierung

Eine Krankenschwester mit dieser Helferhaltung benötigt und schafft in ihrem Arbeitsfeld einen strukturierten und geordneten Rahmen, in dem die Arbeitsabläufe möglichst reibungslos vonstatten gehen können. Sie arbeitet mit hoher Präzision und achtet auf Sauberkeit und Genauigkeit bei der Ausführung ihrer Tätigkeiten. Diese Haltung ist gerade bei der Anwendung komplizierter Therapieverfahren günstig, die in ihrer Ausführung oft größter Sorgfalt und Exaktheit bedürfen. Durch ihr Strukturierungstalent und ihren Sinn für geordnete Abläufe trägt sie stark zur Funktionstüchtigkeit des Teams bei.

Der Patient profitiert von einer sehr gründlichen Pflege. Er kann sicher sein, daß die Krankenschwester seinen Therapieplan genau einhält und alle Verrichtungen an ihm präzise, sauber und umsichtig ausführt.

In dieser Helferhaltung geht es darum, durch zwanghafte Ordnungsliebe, Übergenauigkeit und emotionale Neutralität innere ängstigende Impulse, seien sie sexueller oder aggressiver Art, zu kontrollieren.

1. Welches sind die Motive bei dieser Helferhaltung, den Pflegeberuf zu ergreifen, und welche Befriedigungsmöglichkeiten eröffnet er?

Durch ihr Ordnungs- und Strukturierungsbedürfnis paßt sie gut in den Krankenhausalltag, in dem alles aufeinander abgestimmt sein muß. Ihr selbst kommt die hierarchisch aufgebaute Krankenhausordnung entgegen. Den einzelnen Berufsgruppen sind bestimmte Pflichten und Kompetenzen zugeteilt, und es gibt Regeln, die besagen, was erlaubt und verboten ist. Jeder ist an seinem Platz und weiß, was er zu tun hat. Chaos und Unordnung werden als kontraproduktiv angesehen.

Oft versucht eine Persönlichkeit, die vorwiegend von Kontroll- und Strukturierungsbedürfnis geprägt ist, damit ihre eigene innere Stabilität zu sichern. Das Krankenhaus bietet ihr ein Umfeld, das mit seinem geordneten Rahmen auch innere Sicherheit schafft.

2. Aufgrund welcher lebensgeschichtlicher Entwicklungen kann es zu einer solchen Helferhaltung kommen?

Hier geht es darum, eine stabile Ordnung aufrechtzuerhalten, die Schutz vor innerer Impulsivität bietet und dadurch die Gefahr von Unordnung und Chaos bannt. Das Kontroll- und Strukturierungsbedürfnis bei der täglichen Arbeit dient dazu, die Gefahr eines inneren Kontrollverlusts zu bekämpfen.

Oftmals waren Menschen, die sich durch Zwanghaftigkeit auszeichnen, als Kinder besonders lebhaft und impulsiv. Sie wurden deshalb von ihren Eltern stark in die Schranken gewiesen. Um die Zuneigung und Liebe der Eltern nicht zu verlieren, entwickelten sie nach und nach die Tendenz, sich den Regeln und Verboten der Eltern zu unterwerfen. Typisch für die spätere zwanghafte Persönlichkeitsentwicklung ist oft, daß im Verlauf der Kindheit die starke Impulsivität ins Gegenteil verkehrt wird (»Reaktionsbildung«) und an ihre Stelle eine besonders starke Kontrolliertheit tritt.

Bei äußerer Unordnung und Chaos bekommt eine solche Persönlichkeit Angst, die ursprünglich unterdrückten Gefühle und Impulse kämen wieder auf und könnten sie in ein inneres Chaos stürzen. Darum wird planvolles und vernunftgesteuertes Verhalten zum obersten Prinzip. Alles Irrationale, Triebhafte und Gefühlsbeladene wird als suspekt erlebt. Denn es birgt die Gefahr, daß daraus Situationen entstehen könnten, die nicht mehr kontrollier- und beherrschbar erscheinen.

3. Welche Gefahr liegt in dieser Helferhaltung?

Ist die Helferhaltung vorwiegend von solch einer Dynamik geprägt, so besteht die Gefahr, daß sich diese Kontrolliertheit auch auf die Gefühlswelt auswirkt und diese einschränkt. Das kann zu einer Distanziertheit und Kühlheit im Umgang mit dem Patienten führen. Dadurch wird der emotionale Austausch zwischen der Krankenschwester und dem Patienten erschwert. Wenn der Krankenschwester der emotionale Kontakt zum Patienten schwerfällt, hat sie auch Mühe, seine gefühlsmäßigen Reaktionen zu verstehen oder gar vorauszusehen. Treten diese dann plötzlich in einer für die Krankenschwester unvorhergesehenen Weise auf, so ist es für sie nicht leicht, damit adäquat umzugehen und darüber hinaus ihr inneres Gleichgewicht und ihre Stabilität zu bewahren.

Zudem besteht die Gefahr, sich angesichts des Anspruchs an Perfektion und Genauigkeit in der Arbeit zu überfordern und sich letztendlich dabei zu verausgaben.

4. Welche Patienten können mit dieser Helferhaltung leicht und welche schwer gepflegt werden?

Krankenschwestern mit einer solchen Helferhaltung fällt es leicht, Patienten zu pflegen, die keine Mühe haben, sich dem Therapie- und Pflegeplan zu unterwerfen und die Anweisungen zu befolgen. Solche »gehorsamen« Patienten stellen das Kontrollbedürfnis der Krankenschwester nicht in Frage und bedrohen nicht die äußere Ordnung und damit die innere Stabilität der Schwester.

Schwer zu pflegen sind alle Patienten mit »chaotischen« Anteilen, die ihre Impulsivität, sei diese nun aggressiver oder auch sexueller Art, nicht im Griff haben (z.B. Verwirrte, Delirante, Süchtige, Auto- oder Fremdaggressive). Sie bringen das stabilisierende Ordnungsgefüge der Krankenschwester ins Wanken und stellen damit eine Versuchungssituation dar. Sie fürchtet dabei letztlich, ausgelöst durch den Patienten, könnte ihr eigenes inneres Chaos ebenfalls aufbrechen und dadurch ihre Autonomie bedrohen.

Treten solche Versuchungssituationen auf, können sie Schuldgefühle zur Folge haben. Im Bemühen, diese zu bewältigen, kann ein vermehrter Ansporn zu einer noch exakteren und perfekteren pflegerischen Tätigkeit entstehen.

Neben dem Aspekt, welche Patienten schwer oder aber leicht zu pflegen sind, bildet die im Krankenhaus vorgegebene Hierarchie spezielle Bedingungen, die erleichternd oder auch erschwerend bei dieser Art von Helferhaltung sind. Das folgende gilt deshalb nicht nur für den Pflegebereich, sondern auch für andere in der Klinik tätige Berufsgruppen.

Einer solchen »zwanghaften« Persönlichkeit liegt im wesentlichen der Grundkonflikt zwischen den eigenen Trieben (sexuell und/oder aggressiv ausgerichtet) und meist starren inneren Verboten zugrunde (zu einem strengen *Über-Ich* verinnerlichte elterliche Verbote). Oft wird dieser Konflikt aber nicht als ein innerer erkannt und zugelassen, sondern in die Außenwelt verlagert. Eine solche Verlagerung nach außen schafft intrapsychische Entlastung. Die strenge hierarchische Gliederung einer Krankenhauskultur bietet sich als ideales Projektionsfeld (Projektion = Zuschreibung innerer Anteile an äußere Personen oder Gegebenheiten) für die Welt der strengen inneren Ge- und Verbote an. Das heißt, die strengen inneren Normen und Gebote werden auf Pflegedienstleitung, Stationsordnung, Vorgesetzte und so weiter übertragen. So können die im Krankenhaus herrschenden Regeln und Gebote zum einen als sicherheitsspendend erlebt werden. Wenn man sich ihnen unterwirft, ist das eigene Gewissen entlastet und befriedigt, und man braucht in der Position des Befehlsempfängers keine eigenverantwortlichen Entscheidungen zu treffen und die Konsequenzen dafür zu tragen. Zum anderen können die strengen Regeln aber auch bekämpft werden. Denn stellvertretend für den ängstigenden Kampf der eigenen Triebimpulse gegen das verbietende *Über-Ich* im Inneren der Persönlichkeit kann der Kampf nach außen verlagert und die Auseinandersetzung mit äußeren Autoritäten gesucht werden – eine Auseinandersetzung, die erträglicher und weniger ausweglos erscheint.

Auch die eigene Triebhaftigkeit und Irrationalität kann zur psychischen Entlastung nach außen verlagert werden. So kann ein Patient beispielsweise als sehr impulsiv wahrgenommen werden. Das kann zum einen versteckte Befriedigung ermöglichen, indem an der Impulsivität und Irrationalität des Patienten partizipiert wird. Dabei können eigene Wünsche und Bedürfnisse befriedigt werden, die man sich selbst nicht auszuleben erlaubt. Zum anderen kann die Impulsivität eines solchen Patienten, die stellvertretend für die eigenen Triebe steht, aber auch »bekämpft« werden (vgl. S. 48f.).

Tabuthemen in der Krankenpflege: Ekel, Sexualität und Scham

Ekel, Sexualität und Scham scheinen in der Krankenpflege tabuisierte Themen zu sein, gibt es doch in der Fachliteratur nur mit wenigen Ausnahmen (Sowinski 1991; von Klitzing-Naujoks et al. 1992) keine Arbeiten, die sich mit diesen Bereichen beschäftigen. Auch in der Ausbildung zum Krankenpflegeberuf werden diese Themen kaum angesprochen. In unseren Gesprächen mit Krankenschwestern und -pflegern aus verschiedenen medizinischen Bereichen zeigte sich aber, daß das Aufkommen von Ekelgefühlen und das Erleben von Sexualität und die damit verbundene Scham im Pflegealltag sehr wohl eine große Rolle spielen. Diese Themen, gerade weil sie so tabuisiert werden, sind umso belastender, je intensiver und teilweise auch grenzüberschreitender die Körperlichkeit bei den Pflegehandlungen ist (z.B. in den Bereichen Intensivpflege und Geriatrie).

Ekel

Mit dem Eintritt in die Krankenpflegeausbildung und später in den Beruf scheint man sich einer Regel unterwerfen zu müssen, nach der es im Umgang mit den Patienten keine Ekelgefühle geben darf. Dieses unausgesprochene Gesetz steht im Widerspruch dazu, daß es gerade bei intensiver Pflege zu einer Konfrontation mit Teilen und Eigenschaften des menschlichen Körpers kommt, die im Alltag, außerhalb der Krankenpflege, als besonders ekelerregend empfunden werden.

Eine Krankenschwester aus dem Intensivbereich sagte hierzu:

»In unserem Beruf ist es besonders schwierig, sich einzugestehen, daß einem im Umgang mit dem Patienten etwas ekelt. Ich bin jetzt schon lange im Beruf und kann das mehr und mehr akzeptieren. Aber früher und insbesondere während der Ausbildung war das nicht möglich. Da war man keine gute Krankenschwester, wenn man sich vor etwas ekelte, und es nicht schaffte, besonders unangenehme Pflegeaufgaben zu erfüllen.«

SOWINSKI (1991) beschrieb aufgrund einer Befragung von Krankenschwestern eine Reihenfolge, nach der bestimmte Eigenschaften des menschlichen Körpers als mehr oder weniger ekelerregend empfunden werden:

»Unangenehm«

    – Stuhl und Urin

    – Dekubitus, Eiter

    – Erbrochenes, Sputum

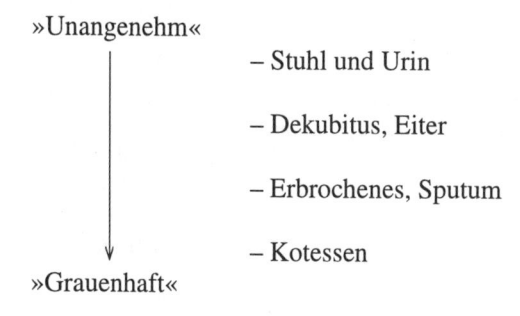

    – Kotessen

»Grauenhaft«

Abbildung nach SOWINSKI 1991, S. 185

Diese Steigerung bestätigte sich in unseren Gesprächen weitgehend. Die meisten Krankenschwestern und -pfleger gaben an, daß es vorwiegend am Anfang für sie schwierig war, mit den Ausscheidungen von Stuhl/Kot und Urin in Berührung zu kommen, daß es aber besonders leicht fiel, sich daran zu gewöhnen. Hier mag eine Rolle spielen, daß diese Ausscheidungsvorgänge für sich genommen noch wenig mit dem Krankheits- und Zerfallsprozeß des menschlichen Körpers zu tun haben.

Gerüche scheinen dagegen, wenn man ihnen immer wieder ausgesetzt ist, zunehmend Ekel hervorzurufen. Hier wird auch im Krankenhausalltag durch die Verwendung von Desinfektionsmitteln dauerhaft gegengesteuert. Dem Außenstehenden fällt die normale Krankenhausstation eher durch den steril wirkenden Desinfektionsmittelgeruch auf als durch »menschliche« Gerüche, wie die nach Körpersekreten und Ausscheidungen.

Ekelgefühle angesichts offener, nicht heilender Wunden,

Dekubitus und Eiter entstehen in Verbindung mit dem Gefühl von Schmutz und Zerfall des menschlichen Körpers. Es handelt sich hier nicht mehr um Zeichen normaler Körpervorgänge und Ausscheidungen, sondern um einen Ausdruck körperlicher Zerfallsprozesse.

Ähnliche Zusammenhänge mögen dabei eine Rolle spielen, wenn Krankenschwestern und -pfleger immer wieder betonen, daß Erbrochenes oder auch Sputum besonders viel Ekel auslöst. Das Erbrechen des Patienten wird schwerer ertragen als die Ausscheidung von Stuhl, und es wird häufig betont, daß man sich leicht »anstecken« kann. So sagte ein Geriatriepfleger in unserem Gespräch:

»Ich habe Mühe mit Erbrechen, auch heute noch. Wir haben oft Patienten, die im Schwall erbrechen, dann muß man das ganze Zimmer putzen. Also Stuhlgang putzen macht mir überhaupt nichts aus, aber die Beseitigung von Erbrochenem schon.«

Eine Kinderkrankenschwester äußerte sich zu demselben Thema:

»Ich habe eigentlich selten Ekelgefühle. Aber manchmal müssen wir bei Jugendlichen, die Chemotherapie bekommen, einen Eimer daneben stellen, weil als Nebenwirkung es so häufig zum Erbrechen kommt. Wenn ich das dann erlebe, dann muß ich manchmal fast selber miterbrechen. Besonders, wenn es mir vorher schon ein bißchen schlecht ist, denke ich, daß es mir jetzt selber hochkommt, wenn die Kinder und Jugendlichen es dann so hochwürgen.«

Die Verbindung zwischen der Mundregion als einer Region, die normalerweise der Nahrungsaufnahme, aber auch dem körperlichen Ausdruck von Liebesgefühlen (Küssen) dient, mit aus dem Körperinneren kommenden Inhalten, die für Krankheit, Verdorbenes und körperliche Zerfallsprozesse stehen, ruft also im besonderen Maß das Gefühl von Ekel hervor. Hier deutet sich schon ein Zusammenhang an, der in der Pflegetätigkeit offensichtlich mit besonders großen Konflikten verbunden ist, nämlich der Zusammenhang zwischen Sexualität und sexuellen Körperfunktionen auf der einen und körperlicher Krankheit, Zerfall und Tod auf der anderen Seite.

Sexualität

Je hilfloser und kränker ein Patient ist, umso mehr ist es notwendig, in seiner Pflege die sonst üblichen Grenzen der Intimität zu überschreiten. Eine Intensivschwester:

> »Man faßt die Patienten in einer Art an, in der man ja nicht einmal den eigenen Partner anfaßt. Das finde ich schwierig.«

Und trotzdem scheint das Thema Sexualität in der Krankenpflege völlig tabuisiert zu sein. Allenfalls wird wahrgenommen, daß die zu pflegenden Patienten sexuell empfinden und unter Umständen auch Probleme mit ihrer Sexualität haben. So werden in den Kinderkliniken sexuell orientierte Verhaltensweisen von Jugendlichen als störend empfunden, und man versucht sie einzuschränken. In der Geriatrie erscheint die Sexualität der alten Menschen, wenn man sie überhaupt wahrnimmt, als etwas, was diese voller Scham empfinden, wofür sie nur schwer Ausdrucksmöglichkeiten finden und was man selbst allenfalls etwas belächelt. Besonders für Krankenschwestern aber auch für Pfleger existiert die Regel, daß man während der Arbeit möglichst wenig seine eigene sexuelle Identität zu erkennen geben darf und sexuelles Erleben in der Beziehung zum Patienten vollkommen außerhalb jeder Akzeptanz liegt. Nicht umsonst verleiht die »Uniformierung«, die sich entweder an bestimmte vorgeschriebene Trachten der religiösen oder weltlichen Mutterhäuser orientiert oder besonders Wert auf Funktionalität legt, den Krankenschwestern den äußeren Anschein völliger Asexualität.

Dabei scheinen die Sexualität von Krankenschwestern und die sexuellen Aspekte der Pflegebeziehung ein Gegenstand besonders männlicher Phantasien zu sein. Hierfür gibt es historische Beispiele:

> Im *Mittelalter* wurde eine effektive, den Menschen nützende Heilkunst und Pflege vorwiegend von Frauen ausgeübt, die ihre oftmals jahrzehntelange Erfahrung im Umgang mit Krankheiten und Heilmethoden den Leidenden zur Verfügung stellten. Doch es entwickelte sich in den vorwiegend patriarchalischen Gesellschaftsstrukturen eine regelrecht wahn-

hafte Unterdrückungskampagne, die von der katholischen Kirche ausging: die *Hexenverfolgung*. Sie dauerte mehr als vier Jahrhunderte und erstreckte sich von Deutschland über Frankreich bis nach England. Schon allein das Ausmaß, das die Hexenjagden erreichten, (die Gesamtzahl der Hinrichtungen wird in die Millionen geschätzt) verweist darauf, daß es sich hierbei um ein tiefgreifendes soziales Phänomen handelte, das in der Psyche der verfolgenden Männer tief verwurzelt war. EHRENREICH et al. (1973, S. 15) beschreiben drei Hauptanklagepunkte, die den Hexen vorgeworfen wurden:

»Erstens werden Hexen aller erdenklichen gegen Männer begangenen *Sexual*verbrechen bezichtigt. Ihnen wird schlicht und einfach die weibliche *Sexualität* ›vorgeworfen‹. Zum zweiten werden sie beschuldigt, sie hätten sich organisiert, zum dritten wird ihnen vorgeworfen, sie verfügten über magische Kräfte und wirkten damit auf die Gesundheit *schädigend* oder auch *heilend* ein. Die drei Faktoren ›Weiblichkeit‹, ›Pflege‹ und ›Sexualität‹ scheinen also in dieser Zeit die vom Katholizismus geprägte männliche Gesellschaft und die Phantasien der Männer so berührt zu haben, daß sich hieraus ein Jahrhunderte anhaltender ›Massenwahn‹ entwickeln konnte.«

THEWELEIT (1977) analysiert in seiner psychoanalytisch orientierten Auswertung der Freikorps-Literatur (Romane von nationalistisch orientierten Soldaten nach dem 1. Weltkrieg in Deutschland) das in diesen Schriften zum Ausdruck kommende Bild, das Männer von Krankenschwestern hatten. In der kriegerischen Auseinandersetzung zwischen der kommunistischen Arbeiterarmee (rote Armee) im Ruhrgebiet und der Reichswehr beziehungsweise der Sicherheitspolizei spielten Frauen, die als Krankenschwestern in diesen militärischen Verbänden dienten, eine große Rolle. In der Freikorps-Literatur und den dort zum Ausdruck kommenden Männerphantasien wurde durchgängig die Schwesternrolle in der roten Armee als Tarnung aufgefaßt, hinter der sich sexuelle Dienste am kämpfenden Mann versteckten. Die »rote Krankenschwester« wurde also als Prostituierte charakterisiert. Die im eigenen Lager der nationalen Kräfte dienenden »weißen Krankenschwestern« wurden dagegen als völlig asexuell und allein der

> Pflege verletzter Soldaten gewidmet geschildert. THEWELEIT beschreibt die Funktion dieser »weißen Krankenschwestern« als den »Inbegriff der Vermeidung aller erotisch/bedrohlichen Weiblichkeit. Sie garantiert den Bestand des Schwestern-Inzesttabus und die Verbindung zu einer übersinnlich-pflegenden Muttergestalt« (S. 161).

In diesem Zusammenhang wird auch deutlich, wie schon die Bezeichnung als »Schwester« das Verbot der Sexualität beinhaltet. Zu einer Schwester darf es keine sexuelle Neigung geben, und von ihr darf auch keine Sexualität ausgehen, weil in der Geschwisterbeziehung das Inzesttabu vorherrscht.
Eine Intensivschwester beschreibt ihre Gefühle angesichts des Themas Sexualität in der Pflege:

»Das ist ein sehr schwieriges Thema. Es ist für mich auch deswegen schwer, weil die Patienten mir ja eigentlich ausgeliefert sind. Sie liegen oft bloß. Man kann alles sehen, ihre Intimsphäre ist nicht gewährleistet, und vielleicht fällt mir das auch schwer, wenn jemand jung ist. Dann kommt mir mein Partner in den Sinn, und ich denke, daß der ja den gleichen Jahrgang hat. Ich kann mich an eine Situation erinnern, in der ich es als besonders schwierig empfunden habe: Wir hatten einen tetraplegischen (an allen Gliedmaßen gelähmten) jungen Mann zu pflegen nach einem Unfall. Er hatte oft eine dauerhafte Erektion, die er nicht kontrollieren konnte. Wir haben ihn auch waschen müssen. Das war furchtbar schlimm für ihn und auch für uns, die wir an seinem Bett gearbeitet haben.«

Ein wesentliches Gefühl, das bei nicht zu übersehenden sexuellen Äußerungen in der Pflegebeziehung eine Rolle spielt, ist die *Scham*.

Scham

Der Psychoanalytiker WURMSER (1990) hat sich eingehend mit Schamgefühlen und Schamkonflikten beschäftigt:

> Als wichtige Inhalte für Schamgefühle werden folgende Gedanken und Erlebnisinhalte beschrieben:

- »Ich bin schwach, ich versage in Rivalitätssituationen.«
- »Ich bin dreckig, schmutzig, der Gehalt meines Selbst wird mit Verachtung und Ekel angeschaut.«
- »Ich habe einen physischen oder geistigen Defekt.«
- »Ich habe über meine Körperfunktionen und meine Gefühle die Kontrolle verloren.«
- »Ich werde sexuell erregt durch Leiden, Erniedrigung und Schmerz.«
- »Schauen – Wahrnehmen und Zeigen sind gefährliche Aktivitäten und können bestraft werden.« (S. 40)

Schwäche, Defekt und *Schmutzigkeit* werden als fundamentale Schaminhalte beschrieben. Hiervon unterscheidet sich die Scham über sexuelle Blöße, da Sexualität ja nicht Ausdruck von Schwäche ist. Hier ist die Scham darauf bezogen, daß das Sexuelle sichtbar und entblößt wird, ein Vorgang, der ja eigentlich der intimen partnerschaftlichen Sexualbeziehung vorbehalten ist. Besonders schambesetzt scheint aber die Verbindung von Sexualität mit Schwäche, Defekt und Schmutzigkeit zu sein.

Grundsätzlich erlebt man Scham, wenn das, was man ist, nicht dem standhält, was man von sich erwartet (S. 62). Aber es ist nicht nur der »Schwache«, der sich schämt, wenn er vom »Starken« gesehen wird. Vielmehr kann sich auch der »Starke«, der den »Schwachen« sieht, mit diesem identifizieren und für ihn Scham empfinden. Man schämt sich nicht nur der eigenen Persönlichkeit, sondern auch seiner Familie, seines Freundes oder seiner ethnischen Gruppe oder Nation (S. 63). Ein weiteres Beispiel sind Eltern, die sich ihrer chronisch kranken oder behinderten Kinder schämen und diese sogar verstecken. Ebenso denkbar ist auch, daß sich Krankenschwestern und -pfleger für die Schwäche ihrer Patienten schämen.

WURMSER weist auch darauf hin, daß sich hinter übertriebener Scham andere Gefühle verstecken können wie zum Beispiel Angst und Depression. Schamgefühle haben oft etwas mit dem Gefühl eigener Minderwertigkeit zu tun. Sie können aber auch durch die Umkehrung kleinkindlicher exhibitionistischer Wünsche (also Wünsche, sich darzustellen und zu zeigen) hervorgerufen sein (Reaktionsbildung).

Im folgenden soll nun das Erleben von Scham gerade in Verbindung mit Sexualität, aber auch mit Krankheit und Zerfall dargestellt werden. Einige Aussagen der von uns interviewten Krankenschwestern sollen hierzu als Beispiel dienen.

Eine Krankenschwester aus der Geriatrie:

»Manche Leute verlieren ihre Schamgefühle und haben es sogar gern, wenn man sie wäscht. Das kommt auch bei Frauen Männern gegenüber vor. Und dann sagen die alten Frauen sogar: O, Fräulein, reiben Sie mich doch noch ein bißchen ein. Aber dann gibt es auch wieder andere, die sich selbst vor Frauen schämen. Sie sagen dann zum Beispiel: So etwas Häßliches wie mich und meine Hängepflänzchen mußt Du jetzt nicht anschauen. Und dann halten sie etwas vor sich. Ich versuche immer, die Intimsphäre soweit wie möglich zu schützen«.

In diesem Zitat wird plastisch beschrieben, wie gerade das Zusammenkommen von Sexualität oder vielleicht auch sexuellen Wünschen und dem Erleben des körperlichen Alterns beim Patienten Schamgefühle auslösen kann.

Eine Intensivschwester:

»Mir kommt eine Situation in den Sinn, in der ich einen Mann pflegen mußte, der bereits hirntot war. Ich habe dies zusammen mit seiner Frau gemacht. Als wir ihn zusammen umlagerten, sahen wir beide plötzlich, daß er eine Erektion hatte. Es war einfach offensichtlich. Sie hat es gesehen, und ich habe es gesehen. Sie war verwirrt, und ich war verwirrt. Und mir war es dann ganz peinlich ihr gegenüber, weil man ihr ja erklärt hatte, daß der Mann bereits tot sei. Sie hat mich fragend angeschaut, aber ich habe keine Antwort gewußt, und wir haben nicht darüber geredet.«

Das Auftreten eines normalerweise sexuellen körperlichen Phänomens bei einem für tot erklärten Menschen läßt in diesem Fall besonders starke Scham aufkommen. Weitere Aspekte werden deutlich: Scham entsteht durch Sichtbarwerden von etwas, was eigentlich intim ist. Dabei erzeugt dieses Sichtbarwerden nicht nur Scham bei dem Patienten oder in diesem Fall den Angehörigen, sondern auch bei der Krankenschwester, die das sieht, was man eigentlich nicht sehen darf. Diese Scham steigert sich besonders, wenn das eigene Sehen noch von jemand anderem wahrgenommen wird, in diesem Fall der Ehefrau. Die Krankenschwester schämt sich nunmehr für den Patienten und auch für dessen Frau.

Eine Intensivschwester erzählt in unserem Gespräch:

»Ich wasche Patienten anders, wenn sie wach sind, als wenn sie schlafen. Wenn der Patient wach ist, habe ich viel mehr Hemmungen. Es ist dann schwieriger, ihn richtig zu waschen, die Vorhaut wegzuschieben. Man macht dann ganz schnell. Ich weiß ja nicht, wie das für den Patienten ist. Es gibt ja schließlich viele Männer, die sich da nie so gründlich waschen. Ich weiß dann nicht, wie es für ihn ist und wie er das versteht, wenn ich ihn gründlich wasche. Aber ich habe es noch nicht geschafft, darüber zu reden«.

Scham entsteht hier aus der Verbindung von Unsauberkeit mit möglichen sexuellen Phantasien, von denen die Krankenschwester glaubt, daß sie der Patient haben könnte. Die Scham erschwert die Pflegehandlung.

Zusammenfassung und Ausblick

Oberflächlich betrachtet, ist in der Schwester-Patient-Beziehung der Patient derjenige, der sich schämt, und die Krankenschwester diejenige, vor der man sich schämt. Der pflegebedürftige Patient muß erleben, wie seine Genitalien entblößt und wie in der Pflegehandlung Grenzen der Intimsphäre überschritten werden. Er muß seine intimen Körperteile der Sicht anderer preisgeben. Das kann als besonders erniedrigend empfunden werden, wenn der eigene Körper in der Krankheit als defekt, deformiert, schwach und zerfallend erlebt wird. Demgegenüber stellt die Krankenschwester eine Person dar, die gesund und möglicherweise attraktiv ist und die sich darüber hinaus keine sexuelle Blöße gibt, sondern eben wie eine »unberührbare Schwester« wirkt. Mißt der Patient sich an dem Idealbild von sich selbst, das ihm wahrscheinlich in Person der Krankenschwester noch einmal besonders vor Augen geführt wird, so kann er in diesem Vergleich nur unterliegen, schwach sein und somit Scham empfinden.

Die Krankenschwester ist aufgrund ihrer Tätigkeit und Aufgaben gezwungen, den Patienten in seiner Schwäche, aber auch in seiner sexuellen Intimität anzuschauen. Der Patient ist das Subjekt, die Krankenschwester das Objekt der Scham. In diesem Gegensatz ist jedoch nicht nur die Subjektseite, sondern auch die Objektseite belastend. Die Notwendigkeit zu schauen, wohin man eigentlich nicht schauen darf, verbindet sich oft mit unbewußten Erinnerungen an neugierige Impulse in der eigenen Kindheit. Als Kind war man auch vielen Tabus ausgesetzt (z.B. dem der elterlichen Sexualität), die zu überschreiten man Lust hatte, was aber mit Verbot und Strafe belegt war. Auf einer bewußten Ebene erlebt sich die Krankenschwester vielleicht als verständnisvoll und mitleidend, auf einer unbewußten dagegen kann sie sich als neugierig und verbotene Schranken überschreitend empfinden.

Diese in der Pflegesituation möglicherweise aufkommenden unbewußten voyeuristischen Impulse werden als schuldhaft erlebt. Es ist nicht erlaubt, als Krankenschwester neugierig auf die intimen Körperteile des Patienten zu sein. Es ist nicht erlaubt, dem Patienten interessiert bei seinem oft hilflosen Umgang mit seiner Sexualität zuzuschauen. Und es ist insbesondere nicht erlaubt, beim pflegerischen Umgang mit Patienten selbst sexuelle Phantasien zu haben. Um diesen aus dem Unbewußten stammenden Impulsen rechtzeitig gegenzusteuern, muß der sexuelle Aspekt in der Beziehung zum Patienten bekämpft, wenn nicht sogar verleugnet werden. Der kranke Patient wird dann nur noch in seiner Hilfs- und Pflegebedürftigkeit gesehen. In der Beziehung zu ihm wird insbesondere das eigene Erleben vollständig *entsexualisiert*. Deshalb ist es auch so schwierig, über die sexuellen Gefühle und Wahrnehmungen in der Beziehung zum Patienten nachzudenken.

Wird aber der sexuelle Aspekt der Beziehung zum Patienten bewußter und damit wahrgenommen, daß möglicherweise der Patient im Rahmen der Pflegehandlung Lust empfindet und daß – was noch beängstigender sein kann – selbst Lusterleben aufkommen kann, sei es angesichts der sexuellen Blöße des Patienten oder auch angesichts der Verbindung von Sexualität und Leid, dann kehrt sich das Schamverhältnis um. Nun schämt sich die Schwester vor dem Patienten und vor sich selbst, weil ihr Empfinden und ihre Haltung nicht dem idealen Bild einer asexuellen und neutralen Krankenschwester entsprechen, die unabhängig von eigener sexueller Körperlichkeit und Lust und ebenso von Abneigungs- und Ekelgefühlen ist.

Um diesen Gefahren, die dem Zulassen von Sexualität in der Schwester-Patient-Beziehung innewohnen, zu begegnen, müssen Krankenschwestern in defensiver Weise sich in ihrer eigenen Identität und Persönlichkeit dauernd »entsexualisieren« und »neutralisieren«. Dabei fällt es leicht, nach außen hin den Anschein von Neutralität und Asexualität aufrechtzuerhalten. Viel schwieriger ist dies innerlich, denn die eigenen Phantasien und Vorstellungen sind nicht so leicht steuerbar. Das Gefühl von Scham und Schuld entsteht bereits dann, wenn in den Phantasien und Gedanken das Ideal der helfenden und dabei neutralen und asexuellen Krankenschwester nicht immer eingehalten werden kann.

Sexualität und sexuelles Empfinden in der Beziehung zu Patienten ist jedoch nicht nur etwas, was innerlich und äußerlich bekämpft werden muß, sondern sie können auch einen positiven Bestandteil in der Pflege darstellen.

Hierzu als Beispiel die Aussage einer Intensivkrankenschwester:

»Die Frage der Sexualität ist im Grunde ein Dauerthema in unserer Arbeit. Wie viele meiner Kolleginnen versuche ich beispielsweise einen intubierten und beatmeten Patienten nach dem unangenehmen Absaugvorgang zu beruhigen, indem ich ihn am Brustkorb oder auf dem Bauch mit der Hand anfasse. Eigentlich ist das ja auch etwas, was Grenzen überschreitet. Aber ich tue es, weil ich merke, daß der Patient sich dann beruhigt. Wenn man ihn anfaßt, beruhigt er sich meistens schnell. Als junge Krankenschwester habe ich mich das nicht getraut. Durch diese Berührung kann ich aber mit ihm synchron atmen. Ich schaffe auf diese Weise eine Art beruhigenden Kontakt. Manchmal kann man auch singen, aber es braucht schon etwas Mut, in das Ohr von jemandem anderen zu singen.«

Diese Krankenschwester empfindet durchaus adäquat, daß es sich bei der Berührung des Patienten auch um eine sexuelle Handlung handelt, die vielleicht weniger an erwachsene (genitale) Sexualität erinnert, als an die durchaus auch sexuell getönte Beziehung von Eltern mit ihren kleinen Säuglingen. Normalerweise würde eine solche Kontaktaufnahme durchaus Grenzen von Intimität sprengen. Aber bei der Pflege eines völlig hilflosen Menschen kann diese Form der Berührung Beruhigung und Erleichterung erzeugen.

Man kann also in Umkehrung des Neutralitätsgebots, das sich hinter der Tabuisierung der Sexualität in der Krankenpflege versteckt, die These aufstellen, daß nur das Zulassen auch sexueller Erlebensweisen eine wirklich einfühlsame und emotional echte Pflege ermöglicht. In der Schwester-Patient-Beziehung kommt es notwendigerweise zu einem höchst intensiven körperlichen Kontakt. Wird nun der sexuelle Anteil dieser Beziehung, zum Beispiel der sexuelle Aspekt der Berührung, als erheblich ängstigend erlebt, muß jegliche sinnliche Empfindensweise frühzeitig unterbunden und abgespalten werden. Die eigene Haltung kann dann nur noch starr und mechanistisch sein, ganz abgesehen von den Schuldgefühlen, die aufkommen, wenn das Tabu innerlich übertreten wird. Sowohl für die Krankenschwester als auch für den Patienten kann es eine Bereicherung darstellen, wenn – unter Wahrung der notwendigen Behutsamkeit – sinnliche und sexuelle Empfindensweisen zugelassen und in die Beziehung integriert werden können. Als ein erster Schritt hierzu wäre eine Enttabuisierung und ein offener Umgang mit dem Thema *Sexualität* in den Pflegewissenschaften, der Aus- und Weiterbildung, aber auch im täglichen kollegialen Austausch unter Krankenschwestern und -pflegern wünschenswert.

Das Burn-Out-Syndrom

»Burn-Out« bedeutet Ausgebrannt-Sein und ist ein Zustand, in den vor allem Angehörige sozialer Berufe leicht geraten können. Er wurde erstmals von FREUDENBERGER (1974) beschrieben. Gemeint ist damit der psychische und physische Abbau ehemals sehr engagierter Mitarbeiter, die manchmal innerhalb kurzer Zeit sich von glühenden Idealisten, denen kein Aufwand zu groß und keine Anstrengung zu schwer im Einsatz für ihre Patienten war, zu deprimierten, reizbaren und überarbeiteten Menschen voller Zynismus verwandeln können. Der anfängliche Enthusiasmus hat sich in Gleichgültigkeit und Abneigung gegenüber ihrer Aufgabe verwandelt.

Die Symptome des Burn-Out sind (nach BERMEJO 1993):
- Distanzierungsbedürfnisse gegenüber Problemen der Patienten und dem täglichen Elend,
- schwindendes Engagement,
- Selbstzweifel und Kompetenzprobleme,
- Ohnmachts-/Hilflosigkeitsgefühle und Resignation,
- Unvermögen, nach der Arbeit abschalten zu können,
- Reizbarkeit und Nervosität, Aggressivität und Zynismus,
- Depressivität,
- psychosomatische Reaktionen (z.B. Schlafprobleme, Magen-Darm-Beschwerden etc.).

Burn-Out tritt nicht nur in helfenden Berufen auf. Genauso können Beschäftigte in Dienstleistungsberufen, Versicherungsvertreter oder Angestellte von Industrieunternehmen *ausbrennen*. Der wesentliche Unterschied besteht jedoch darin, daß helfende Berufe auch eine gefühlsmäßige Beziehung zum Patienten/Klienten erfordern mit positiver Einstellung, Sympathie und Achtung für ihn. Geht diese Grundhaltung verloren, so erfolgen für den Helfer (zunächst) keine Sanktionen. Die Auswirkungen auf die Helfer-Patient-Beziehung können jedoch ungleich verheerender und folgenreicher sein, weil der Patient als der schwächere und hilfesuchende Beziehungspartner stark davon betroffen ist. Das Entstehen und/oder Fortführen einer *hilfreichen* Beziehung ist dadurch kaum möglich. (vgl. BURISCH 1989, S. 9). In anderen Berufen können sich die »Kunden« anderweitig bedienen lassen, da eine so strikte Abhängigkeitsbeziehung wie zwischen Helfer und Patient nicht besteht. Da Helfer in ihrer Tätigkeit sich selbst als *Werkzeug* einsetzen, müssen sie von vorneherein für diesen Beruf die Fähigkeit mitbringen, für emotionale und psychische Probleme sensibel zu sein. Diese Sensibilität bezieht sich zum einen auf die Patienten, zum anderen auch auf sich selbst (ENZMANN et al. 1989, S. 16). Sie ist es auch, die die Helfer psychisch verletzbar und damit burn-out-gefährdet machen kann.

Im folgenden sprechen wir von *Krankenschwestern,* obwohl die beschriebenen Prozesse für alle helfenden Berufe gelten.

Der Prozeß des Burn-Out und seine Stadien

Man darf sich das Burn-Out-Syndrom nicht als einen abgrenzbaren Zustand vorstellen, in dem man sich befindet oder nicht. Es handelt sich vielmehr um einen Prozeß, der wiederholt im Berufsleben einmal in stärkerer und einmal in schwächerer Ausprägung ablaufen kann. Er kann durch äußere oder innere Veränderungen wieder abgebrochen oder zumindest abgeschwächt werden. Am Anfang steht meist irgendeine Form von Überlastung. Diese kann sowohl quantitativer Art sein, indem zuviel Arbeit zu bewältigen ist, als auch in qualitativer Überforderung bestehen (z.B. Ertragen müssen von zuviel Leid und Sterben, zuviel Verantwortung haben bei zuwenig Kompetenz). Bei Andauern der Belastungen kann es nach einer gewissen Zeit zu einer körperlichen, emotionalen und geistigen Erschöpfung kommen.

Nach EDELWICH und BRODSKY (1980) läßt sich der Prozeß des Burn-Out in vier Phasen untergliedern. In jeder Phase sind Interventionen möglich, die eine Umkehr bewirken können. Je weiter der Prozeß jedoch fortgeschritten ist, desto weniger »greifen« diese (Selbst-) Heilungsversuche.

1. Idealistische Begeisterung

Am Beginn steht die Phase des *idealistischen Enthusiasmus,* die mit großen Hoffnungen und Erwartungen und mit hohem Energieaufwand für die Arbeit einhergeht. Die Arbeit wird als zentraler Bereich des eigenen Lebens bewertet. Überidentifikation mit und mangelnde Abgrenzung zum Patienten sind die Folgen. In diese Phase gehört auch die Überschätzung der eigenen Möglichkeiten und dessen, was man durch seine Arbeit bewirken kann. In gewisser Weise ist sie geprägt von Allmachtsphantasien über die Bedeutung und die Wirksamkeit des eigenen Tuns, die mit hohen Erwartungen verbunden sind, sofort und umfassend Erfolg zu haben und von seinem Umfeld anerkannt zu werden. Auch wird von den Patienten dieselbe hohe Motivation erwartet, sich helfen zu lassen und »gesund« zu werden, wie man selbst zur Leistung von Hilfestellung bereit ist. Dies ist oftmals (z.B. bei Suchtpatienten, Depressiven) eine völlig unrealistische Erwartung.

Diese Phase ist eher typisch für neue, in den Beruf einsteigende Krankenschwestern (vgl. FLAMMANG et al. 1985; MC CARTHY 1985; STANEK 1987). Tatsächlich kommt es oft vor, daß Krankenschwestern in dieser Phase Erstaunliches leisten und damit »alte Hasen« in Bewunderung oder auch in Neid versetzen. Hierbei kann es sein, daß den Neuen in ihrem Enthusiasmus oftmals die ganze Tragweite und Verantwortung ihres Aufgabenbereichs und ihres Tuns noch nicht voll bewußt ist. Die Kehrseite eines solchen Verhaltens ist, daß das Privatleben und die daraus schöpfbaren Ressourcen immer reduzierter werden. Dadurch erhält wie in einem Teufelskreis die ausschließliche Fixierung auf die Arbeit noch eine sich selbst verstärkende Komponente.

Wichtig ist es deshalb gerade für Berufsanfänger, sich über Gründe und Motive, die sie zu ihrer Berufswahl veranlaßten, klar zu werden. »Missionarischer Helfereifer« als inneres Motiv, einen helfenden Beruf zu ergreifen, kann leicht zu unrealistischen Erwartungen führen. ARONSON et al. 1983 (in SCHWANOLD et al. 1987) prägten den Satz: »Wer ausbrennt, muß einmal entflammt gewesen sein«. Es sind deshalb leider die ehemals engagiertesten Krankenschwestern, deren Motivation und Arbeitseffizienz nach einer gewissen Zeit deutlich nachlassen.

2. Stagnation

Diese Phase ergibt sich als Konsequenz aus der andauernden spannungsreichen Diskrepanz zwischen (unrealistischen) Erwartungen und der Wirklichkeit. Von EDELWICH und BRODSKY (1980) wird sie als »die Revolte, die auf die unerfüllten Erwartungen folgt«, beschrieben. Sie ist gekennzeichnet durch das Ausbleiben des erhofften Erfolges und der Anerkennung und das sich Bewußtwerden der besonders im Krankenhaus oftmals ungenügenden Bezahlung. Die Krankenschwester bekommt dabei das Gefühl, ausgebeutet zu werden. Daraus können für sie Enttäuschung und abnehmende Berufszufriedenheit resultieren, die in Verbindung mit dem Erleben eines wenig befriedigenden oder stark vernachlässigten Privatlebens und sozialen Umfelds zu *Gefühlen des Festgefahrenseins* führen können.

EDELWICH und BRODSKY (1980) schreiben dazu: »Solange man sich mit der Vollbringung übermenschlicher Großtaten beschäftigt, spielt es keine Rolle, wenn man ein unmenschliches Dasein fristet. Wenn man nur noch die Arbeit eines Normalsterblichen leistet, fängt man an, die kleinen Ärgernisse ... wahrzunehmen«.

3. Frustration

Diese Phase folgt oft auf die Stagnation. Sie ist geprägt von Unmut über mangelnde Unterstützung durch die Kollegen und Vorgesetzten, von Selbstzweifeln und Zweifeln am Wert und der Effizienz der eigenen Arbeit und dem Empfinden, selbst nichts beeinflussen zu können. Die begrenzten Möglichkeiten des eigenen Tuns werden bewußt. Vielleicht werden sie oft sogar überzogen gering eingeschätzt, weil das Pendel nun zur anderen Richtung ausschlägt und sich die ursprünglichen Allmachtsphantasien in Ohnmachtsgefühle verwandeln.

Typisch für diese Phase sind die oftmals auftretenden psychosomatischen Reaktionen, die diesem Erschöpfungszustand folgen, wie Kopfschmerzen, Schlaflosigkeit und so weiter. Es kann auch zu übermäßigem Nikotin-, Coffein-, Alkohol-, Tabletten- oder sonstigem Drogenkonsum kommen. Hier liegt insbesondere bei Klinikangestellten aufgrund der besonderen Versuchungssituation, die ihr alltägliches Umfeld bietet, eine nicht zu unterschätzende Gefahr (vgl. JONES 1981a/b). Das kann dazu führen, daß sich die Krankenschwester häufiger krank meldet. Auch emotionale Ausbrüche wie Weinen oder Wutanfälle können auftreten. Die Krankenschwester zieht sich mehr und mehr vor anderen zurück.

Aber auch in dieser Phase ist noch eine Umkehr möglich. Sie kann erreicht werden, wenn die Frustrationen zum Positiven genutzt werden und aus Depressionen und verhaltener Wut Energien zur Veränderung der nicht mehr tragbaren Situation freigesetzt werden. Dadurch wird die emotionale Anspannung und Blockade gelöst, woraus neue Impulse entstehen können. Oft gelingt eine positive Wendung jedoch nicht, alles läuft wie bisher weiter, und innere Energien werden zunehmend weniger.

4. Apathie

In dieser Phase vollendet sich der Prozeß des Ausgebrannt-Seins. Krankenschwestern, die es nicht geschafft haben, die Frustration zu überwinden, verfallen ihrer beruflichen Tätigkeit gegenüber in eine apathische Haltung. Dies kann geschehen, weil es ihnen nicht gelungen ist, eine positive Wendung in ihren Berufsalltag zu bringen, oder weil sie aufgrund existentiell-finanzieller Umstände nicht die Möglichkeit haben, diese Art von Tätigkeit zumindest zeitweise aufzugeben (z.B. durch Stellenwechsel, längeren Urlaub etc.). Diese letzte Phase ist gekennzeichnet durch physischen und emotionalen Rückzug, Depression und Hoffnungslosigkeit. Gefühle der Teilnahmslosigkeit bis hin zum Zynismus gegenüber den Patienten sind nun typische Haltungen der ehemals sehr engagierten Krankenschwestern. Da die ungeliebte Tätigkeit nicht aufgegeben werden kann, wird »Dienst nach Vorschrift« unter Einsatz des geringst möglichen Energieaufwandes gemacht. Beruflichen Neuerungen oder Herausforderungen wird mißtrauisch begegnet. Sie werden, wenn immer möglich, gemieden. Da keine neuen Impulse mehr zugelassen werden, stabilisiert sich die apathische Haltung. Die Krankenschwester hat sich in die ihr unabänderlich erscheinende Situation gefügt und hat damit eine für sie gangbare Anpassungsleistung vollbracht. FREUDENBERGER schreibt dazu: »Eines der ernstesten Persönlichkeitskennzeichen, das mit dem Burn-Out entsteht, ist die Rigidität. Der Mitarbeiter schließt sich gegen jede Art von Beeinflussung ab. Sein Denken wird unflexibel ... (er) sträubt sich und leistet Widerstand gegen jedwede Veränderung, igelt sich ein, wann immer neue Pläne und Konzepte eingeführt werden sollen. Veränderung ist für eine erschöpfte Person bedrohlich«.

Negativ und bremsend kann sich diese Haltung auf neue Kollegen auswirken, deren Engagement für die neu begonnene Arbeit gleich zu Beginn rigoros beschnitten wird. Hierbei kann auch Neid gegenüber den Berufsanfängern mitspielen, die ihre Berufsrolle noch als positiv und erfüllend erleben können, während bei den ausgebrannten Kollegen diese Gefühle der Befriedigung schon längst verloren gegangen sind. Auch die positive Rückmeldung, die engagierte neue Kollegen von seiten der Patienten, anderen Teammitgliedern oder Vorgesetzten erhalten, können von ihren ausgebrannten Kollegen als kränkend und für ihr eigenes mühsam erreichtes Gleichgewicht bedrohlich erlebt werden. Da die alteingesessenen Krankenschwestern oft in der Überzahl sind und nach jahrelanger Berufsausübung meist führende Positionen innehaben, können sie als Vorgesetzte und Supervisoren mit ihrer Haltung auf die Berufsanfänger sehr leicht ansteckend wirken.

Ist dieses Stadium des Burn-Out erst einmal erreicht, so ist eine Umkehr durch geeignete Interventionen nur sehr schwer möglich. Wenn sich diese Haltung mittlerweile auf das gesamte Team erstreckt, das auf diese Weise möglicherweise bereits über Jahre hinweg zusammenarbeitet, ist für den einzelnen eine Veränderung kaum mehr erreichbar.

Ursachen des Burn-Out

Die Gründe, die zum Burn-Out führen können, sind vielschichtig. Sie können in der Persönlichkeit der Krankenschwester liegen, aber auch sozial, institutionell-organisatorisch, ausbildungs- und berufsbedingt sein.

Persönlichkeitsspezifische Gründe

1. Ausbleibende »Belohnung«

Die menschlichen Beziehungen sind in helfenden Berufen von einem Ungleichgewicht geprägt. Die Krankenschwester ist in ihrer Helferrolle meist *die Gebende,* der Patient der *Nehmende.* Innerlich erwarten jedoch die meisten Helfer – wenn auch nicht immer bewußt –, daß sie für ihre Hingebung und manchmal auch Aufopferung etwas zurück erhalten, zum Beispiel Anerkennung, Wertschätzung oder Zuneigung. Die Hoffnung, auf solche Weise »belohnt« zu werden, kann wesentlich zum Ergreifen des Helferberufes motiviert haben (ähnlich wie es früher in der christlich motivierten Krankenpflege die Hoffnung auf eine Entlohnung im Jenseits war). Bleibt nun diese erhoffte Belohnung in Form von Anerkennung aus (beispielsweise bei unzufriedenen, aggressiven, ablehnenden Patienten), so kann sich ein Gefühl von Enttäuschung einstellen, das sich die Krankenschwester möglicherweise nicht einmal eingesteht. Aus der Enttäuschung kann sehr große Wut erwachsen. Wenn diese Gefühle chronifizieren, kann es zum *innerlichen Ausbrennen* kommen.

2. Mangelnde Abgrenzungsfähigkeit – zu starke Identifikation

Daneben sind es die alltäglichen kleineren oder auch größeren emotionalen Belastungen, die das Ausbrennen fördern. Krankenschwestern sind tagtäglich mit den mannigfaltigen physischen, psychischen und sozialen Problemen ihrer Patienten konfrontiert und damit erheblichen Anforderungen und Belastungen ausgesetzt. Einerseits ist Einfühlungsvermögen und echte Anteilnahme gefordert, andererseits dürfen sie aber nicht im Mitleiden versinken und dadurch unfähig werden, ihren Beruf auch über längere Dauer auszuüben. Diese Abgrenzungsleistung, die einerseits nicht jede empathische Haltung abtöten darf, andererseits jedoch dem Selbstschutz und der Erhaltung der professionellen Leistungsfähigkeit dient, ist für die Krankenschwester, je nachdem, welchen Typus von Patient sie betreut, einmal schwerer, einmal weniger schwer zu erbringen. Von Stationen mit Schwer- und Todkranken ist bekannt (von KLITZING-NAUJOKS et al. 1992; NASH 1989), daß Krankenschwestern insbesondere durch die Pflege todkranker weiblicher Patienten, die ein ähnliches

Alter haben wie sie selbst und bei denen von den Lebensumständen her viel soziale Nähe vorhanden ist, ganz besonders stark belastet sind. Die Abgrenzung von Patienten, die aufgrund ihrer großen sozialen und persönlichen Nähe sich besonders zur Identifikation anbieten, fällt sehr schwer.

3. Versagensgefühle

Ein weiterer Grund für Burn-Out kann sein, wenn die Krankenschwester erleben muß, daß sie den anfallenden Aufgaben und den eigenen Erwartungen aufgrund der Arbeitsbelastung und -überlastung nicht gerecht werden kann. Das erschwert auch das Abschalten nach Dienstschluß. Es kann zu Versagens- und Schuldgefühlen führen, wenn die Krankenschwester die Gründe dafür in der Unzulänglichkeit ihrer eigenen Person sucht und nicht die äußeren Umstände, die dazu führen, miteinbezieht. Dieses Erleben reduziert wiederum die Möglichkeiten, mit dem Beruf zufrieden zu sein.

4. Fehlende Erfolgserlebnisse

Das Ausbrennen wird auch durch den oft nur mäßigen oder mangelnden Erfolg hervorgerufen, den die Krankenschwester als Belohnung all ihrer Mühen für sich verbuchen kann. Besonders auf Stationen mit vorwiegend palliativem Behandlungsauftrag und vielen chronisch Kranken sind Erfolgserlebnisse selten. Doch auch in anderen Bereichen werden mögliche Erfolge durch eine Besserung des Zustands von Patienten eher der ärztlichen Behandlungskunst als der Pflege zugeschrieben. Obwohl die Krankenschwester sich den Bedürfnissen ihrer Patienten am unmittelbarsten ausgesetzt fühlt, steht sie an zweiter Stelle, wenn es um die Belohnung für den Heilungserfolg geht. Dazu kommt, daß die finanzielle Entlohnung von Krankenschwestern gemessen an den Anforderungen, die dieser Beruf stellt, nach wie vor sehr niedrig ist.

5. Beruf ersetzt Privatleben

Eine Gefährdung kann entstehen, wenn der Beruf als Ersatz für das Privatleben herhalten muß. DUHR (1985a) stellt die These auf, daß »... wir (Krankenschwestern und Krankenpfleger) uns in unserem Beruf die Befriedigung unserer emotionalen Bedürfnisse (holen)«. Dies ist zum Beispiel der Fall, wenn die beruflich bedingten Kontakte zu Patienten so große soziale Bedeutung erlangen, wie dies eigentlich nur persönlichen Freundschaftsbeziehungen gebührt. Werden die privaten Kontakte immer seltener oder fallen sie gar ganz aus, so ist eine ausschließliche Konzentration auf den Arbeitsbereich gegeben, der die gesamte soziale Einbindung ersetzen muß. Treten im Arbeitsbereich Enttäuschungen, Frustrationen oder Störungen auf, so erschüttert dies leicht die ganze Persönlichkeit der Krankenschwester, da sie ihre sozialen Bedürfnisse zu ausschließlich in diesem Bereich zu erfüllen sucht. Wenn der Privatbereich vernachlässigt wurde, fallen wichtige Kompensationsmöglichkeiten für berufliche Belastungen weg, wie sie etwa ein privater Freundeskreis, der (weitgehend) unberührt von beruflichen Problemen ist, geben kann.

6. Mangelndes Selbstwertgefühl
Dasselbe gilt auch, wenn das gesamte Selbstwertgefühl aus beruflichen Erfolgserlebnissen geschöpft wird. Das bringt eine große persönliche Verletzbarkeit durch berufliche Mißerfolgserlebnisse mit sich. Manche Krankenschwestern neigen dazu, sich auf Station unersetzlich zu fühlen. Die Enttäuschung kann groß sein, wenn sie erleben müssen, daß sie doch ersetzbar sind. Darüber hinaus sind Krankenschwestern, die sich übermäßig mit ihrer Tätigkeit identifizieren, bei Kollegen nicht unbedingt gut angesehen. Neben Bewunderung können sie auch Neid und Feindseligkeit bei den anderen wecken, da diese Kollegen leicht das Gefühl bekommen, selbst nicht genügend engagiert zu sein, was auf Dauer bei ihnen zu Schuldgefühlen führt (vgl. MCELROY 1982). Bei Mißerfolgen stehen die Überidentifizierten dann allein und ohne kollegiale Unterstützung da.

Psychodynamische Theorie

Die psychoanalytische Narzißmustheorie (vgl. KOHUT 1973) stellt ein mögliches Erklärungsmodell für das Zustandekommen krankhafter Helfer-Motivationen zur Verfügung, die das Ausbrennen begünstigen können.

In den ersten Lebensjahren ist das Kind sehr abhängig von der Beziehung zu seinen Bezugspersonen (in der Regel von den Eltern). Wird es in seinem Bedürfnis, von den Eltern geliebt, bestätigt und gar bewundert zu werden, enttäuscht (z.B. infolge psychischer Beeinträchtigungen der Eltern, Partnerkonflikten oder ungünstigen sozialen Bedingungen), kann sich beim Kind ein offenes oder latent vorhandenes Gefühl von Minderwertigkeit ausbilden. Es prägt sich das Erleben ein, nicht erhalten zu haben, was einem eigentlich zusteht. Dieses Erleben ist verbunden mit einer starken Wut, der sogenannten *narzißtischen Wut*.

Je nach ihrem Ausmaß kann diese narzißtische Problematik mehr oder weniger gut kompensiert werden. Den Beruf der Krankenschwester zu ergreifen kann ein Bewältigungsversuch dieser Problematik darstellen. Er verspricht, das defizitäre Selbstwertgefühl zu befriedigen. In einer starren Helferidentität wird dem Gegenüber stets die Rolle des Abhängigen und Schwachen zugewiesen, dem gegenüber man sich selbst als stark erleben kann. Dies dient der Stützung des Selbstwertgefühls und der Bekämpfung von eigenen Minderwertigkeitsgefühlen. DUHR (1985a) schreibt dazu:

»Unser Beruf gibt uns ein Gefühl von emotionaler Überlegenheit und zeigt uns, daß wir doch nicht so minderwertig und hilfsbedürftig sind, wie wir uns oft fühlen.«

Ist die narzißtische Problematik nur ein Teilaspekt der Helferpersönlichkeit, so kann das durchaus zu einer konstruktiven Berufsausübung führen. Bildet die narzißtische Problematik jedoch die zentrale Motivation zur Ergreifung dieses Berufs, so benötigt (und mißbraucht) die Krankenschwester den Patienten zur Aufrechterhaltung ihres narzißtischen Gleichgewichts. Sie kann dann nicht mit den möglicherweise auch vorhandenen starken und autonomen Bestrebungen des Patienten umgehen. Der von ihr betreute Patient kann oder darf letztendlich nicht »wachsen«.

Mit Hilfe dieses Kompensationsversuchs kann zunächst zwar das defizitäre Selbstwertgefühl stabilisiert werden, das erlebte frühkindliche Defizit an Bewunderung und Anerkennung kann dadurch jedoch nicht ausgeglichen werden. Es droht sich immer wieder bemerkbar zu machen. Die durch die Helferidentität angestrebte Stabilisierung des Selbstwertgefühls ist sehr verletzlich und anfällig, da sie immer wieder durch unvermeidliche berufliche Mißerfolgserlebnisse in Frage gestellt wird. Das Ertragen von Mißerfolg ist aber kaum möglich, da dadurch das narzißtische Gleichgewicht immer wieder erschüttert wird.

In der Beziehung zum Patienten kann sich auch die narzißtische Wut auswirken, die in der frühen Kindheit aus dem Gefühl des Zu-kurz-gekommen-Seins entstanden ist. Wenn die Krankenschwester sich vom Patienten gekränkt fühlt, weil dieser vielleicht zuviel Eigenständigkeit und Autonomie zeigt, so rührt dies an ihre narzißtische Wut. Es braucht meist viel Kraft, die dieser krankhaften Helferidentität zugrunde liegenden Wutgefühle dauernd unter Kontrolle zu halten. Latente und indirekte Aggressivität drohen immer wieder in die Arbeit einzufließen.

Das Ausbrennen könnte beim Vorliegen einer solchen Problematik auch als ein Schutzmechanismus vor dem Durchbrechen dieser archaischen Wut angesehen werden. Denn eine ausgebrannte, apathische Krankenschwester fühlt sich eher innerlich leer als aggressiv.

Ein weiteres psychoanalytisches Erklärungsmodell stammt von FISCHER (1983). Er fand, daß Burn-Out-Gefährdete unter allen Umständen ihre narzißtische Illusion von Grandiosität erhalten wollen. Geraten sie in die Gefahr der Desillusionierung (z.B. durch drohende Mißerfolgserlebnisse), so verdoppeln sie ihre Anstrengungen eher, als daß sie sich mit den Gegebenheiten abzufinden versuchen und die Idealisierung ihres Berufs aufgeben oder sich vom Beruf innerlich oder auch manifest distanzieren. In ihrem Bemühen, unbedingt etwas ganz Großartiges leisten zu müssen und dadurch auch etwas besonderes zu sein, gehen sie über ihre eigenen Bedürfnisse und sogar ihren Selbsterhaltungstrieb hinweg. Dies garantiert ihnen die Aufrechterhaltung ihrer Selbstachtung, die für sie wichtiger sein kann als ihre physische Existenz.

FISCHER unterscheidet dabei abweichend von den anderen zitierten Autoren zwischen *burn-out* und *worn-out* (verbraucht, abgenutzt). Er sieht bei der Mehrzahl aller ausgebrannter Helfer einen Worn-out-Effekt. Bei diesem ist das Gefühl von Selbstachtung bereits abgenutzt, während die echten Burn-Out-Helfer unter allen Umständen hartnäckig an einem starken Gefühl von Selbstüberschätzung festhalten und eher ihre Arbeit in märtyrerhafter Weise fortsetzen als Selbstwertgefühlseinbußen in Kauf zu nehmen.

Diese Unterscheidung mag künstlich sein. Möglicherweise durchlief jeder Worn-out-Helfer zu Beginn erst einmal das Stadium des Burn-Out. Als der Widerstand gegen das Abbröckeln der Selbstachtung sich als zwecklos erwies, wurde aus einem Burn-Out- ein Worn-out-Helfer. Burn-Out und Worn-out wären dann nur unterschiedliche Stadien ein und desselben Prozesses (vgl. BURISCH 1989, S. 25f).

Institutionelle Gründe

Neben persönlichen Eigenschaften der Krankenschwester, die ein Burn-Out fördern können, gibt es auch institutionell-organisatorische Gegebenheiten, die eine ehemals engagierte Pflegerin zu einer lustlosen, gleichgültigen und berufsverdrossenen Mitarbeiterin machen können. Eine zentrale These von BURISCH (1987) ist, daß Burn-Out letztlich verursacht wird durch »nicht bewältigte oder fehlbewältigte Autonomieeinbußen«. Wenn eine Krankenschwester ständig erleben muß, daß ihre Vorschläge nicht in die Tat umgesetzt werden, daß sie Dinge aushalten muß, die sie gar nicht aushalten möchte oder kann, und daß sie Dinge tun muß, die sie für sich absolut nicht befürworten kann und nicht tun möchte (z.B. wenn sie vom Arzt Anweisungen erhält, die widersprüchlich sind oder die sie nicht für sinnvoll hält), dann entsteht leicht das Gefühl, keinerlei Autonomie und selbständige Gestaltungsmöglichkeit über den eigenen Arbeitsinhalt zu haben. Gefühle der Hilflosigkeit, Machtlosigkeit und Abhängigkeit kommen auf, was der erhofften Berufszufriedenheit entgegensteht. Mangelnde Integration in und Unterstützung durch ein tragendes Team tun in dieser Situation noch ein übriges, um diesen negativen Prozeß zu fördern (vgl. YASKO 1983).

Arbeitsorganisatorische Gründe

Ebenso gibt es viele in der Arbeitssituation liegende Gründe, die zum Burn-Out beitragen (vgl. GALUSCHKA et al. 1993). Dazu zählen Hetze, ständige Zeitnot und andauernde Arbeitsunterbrechungen. Außer der Krankenschwester kann kein einziger Mitarbeiter des Stationsteams ständig und permanent mittels Klingelzeichen vom Patienten an dessen Krankenbett gerufen werden, gleichgültig, ob es für sie von ihrem gegenwärtigen Arbeitsablauf her im Moment gerade günstig ist oder nicht. Das kann Gefühle von mangelnder Selbstbestimmung und von Ausgeliefertsein – diesmal induziert vonseiten der Patienten – noch verstärken. Dadurch wird auch ein Konflikt angeheizt zwischen eigenen (oder durch die Ausbildung erworbenen) Standards und der tatsächlichen Klinikrealität. Die eigenen Standards besagen, daß eine Krankenschwester immer für den Patienten da sein und ihm, solange er dies benötigt, Hilfe gewähren müßte. Die Klinikrealität läßt oft jedoch die Krankenschwester von einer Aufgabe zur anderen und von einem Patienten zum anderen hetzen. Das Auseinanderklaffen von Wunsch und Wirklichkeit führt auch an dieser Stelle wieder zur Enttäuschung über den ausgeübten Beruf (vgl. MÖLLER et al. 1983; WIDMER 1989).

Burn-out-gefährdete Arbeitsbereiche

Es gibt Arbeitsbereiche, in denen Krankenschwestern mehr oder weniger in Gefahr sind auszubrennen. Nach MCELROY (1982) sind Krankenschwestern, die mit terminal Kranken, auf onkologischen Stationen und auf Intensivstationen arbeiten, ganz besonders burn-out-gefährdet. Andere Autoren (GLAUS 1991; HERSCHBACH 1991; HARRIS 1989; WIDMER 1989) konnten das jedoch nicht bestätigen.

VACHON et al. (1978) untersuchten mittels Fragebogen das Ausmaß an Streß und Belastungen und fanden heraus, daß Krankenschwestern auf einer neu eröffneten Palliativ-Station nur geringfügig weniger belastet waren als neu verwitwete Frauen. Sie waren jedoch belasteter als Patientinnen, die am Anfang einer Bestrahlungstherapie wegen Brustkrebs standen.

Der Belastungspegel sank zwar mit der Zeit. Man kann daraus jedoch schließen, daß Neueröffnungen von Stationen ganz besonders hohe Anforderungen an die Krankenschwestern stellen.

PINES und MASLACH (1978 in MCELROY 1982) fanden einen Zusammenhang zwischen der Schwere der Erkrankungen psychiatrischer Patienten und dem Ausmaß des Burn-Out des sie betreuenden Pflegepersonals. Je chronischer der Verlauf der Krankheit erschien, desto mehr Zeit verbrachten die Pflegenden mit administrativen Tätigkeiten, und desto öfter wurden von den Krankenschwestern pharmakologische Interventionen verlangt anstelle einer Patientenbetreuung, die mehr direkten Kontakt zwischen Pflegenden und Patienten erfordern würde.

Negative Konsequenzen von Burnout für Pflegende und Patienten

Bei ausgebrannten Krankenschwestern kann es zu einer sogenannten *Depersonalisation* kommen (RATSAK und SCHIEBEL-PIEST 1992, S. 87). Sie kann bis zur Abstumpfung und Verrohung gegenüber den zu betreuenden Patienten führen.

»Depersonalisierung zeigt sich in der Einschätzung, (Patienten) als unpersönliche Objekte zu behandeln ... gleichgültiger ihnen gegenüber zu werden, sich im Grunde nicht dafür zu interessieren, was aus ihnen wird, und in der Befürchtung, emotional zu verhärten« (ENZMANN et al. 1989, S. 33).

Außerdem kann es zu *Dehumanisierung* kommen. Dabei geht die Menschlichkeit im Umgang mit den Patienten verloren. Der Patient wird nicht mehr als Individuum in seiner ihm eigenen Wirklichkeit betrachtet, sondern wird zum *Fall* degradiert (z.B. die Psychose von Zimmer 18). Das Leiden des Patienten, seine Verletzlichkeit und seine Verzweiflung werden nicht mehr wahrgenommen. Außerdem werden Vergleiche zwischen Patienten gezogen, in dem Sinn: »Was will die eigentlich? Die sollte mal sehen, daß es anderen noch schlechter geht!«

Dies steht einer individuellen Betrachtungsweise des einzelnen Kranken entgegen. Es steht außer Zweifel, daß Patienten, die von Krankenschwestern mit einer solchen Einstellung gepflegt werden, geringere Chancen zur Wiederherstellung ihrer seelischen und körperlichen Gesundheit haben. Die Krankenschwester hingegen, die in sich diese Gefühle der Gleichgültigkeit und Kälte den Patienten gegenüber erlebt, die sie vielleicht früher nie in diesem Ausmaß für möglich gehalten hätte, kann darauf mit schweren Schuldgefühlen und Scham reagieren. Wenn sie dann in ihrer Not keine Aussprachemöglichkeit über ihre Probleme findet, ist der berufliche Kollaps besiegelt. Als Ausweg bietet sich für sie nur noch ein Stellen- oder gar Berufswechsel an. So kommt es in manchen besonders belastenden Tätigkeitsbereichen oder in einem Pflegeteam, das wenig Unterstützung bieten kann, zu einer hohen Fluktuationsrate bei den Pflegenden.

Präventions- und Hilfsmöglichkeiten

Es gibt eine Reihe präventiver Maßnahmen, um den psychischen Belastungen des Krankenpflegeberufs vorzubeugen. Diese können individuell ausgerichtet, team- oder berufsgruppenbezogen sein oder aber auf der arbeitsorganisatorischen Ebene eingeleitet werden.

Individuelle Hilfen

1. Bewußtseinswandel gegenüber der Einstellung zum Pflegeberuf

In der Ausbildung zur Pflegetätigkeit, aber auch in der individuellen Einstellung vieler Krankenschwestern gegenüber ihrem Beruf und den Erwartungen an sich selbst, herrscht oft das Ideal einer perfekten, allkompetenten und belastbaren Krankenschwester vor, die sich jederzeit selbstlos und aufopferungsfreudig für den Patienten einsetzt. Sie denkt an das Wohl der anderen, aber nicht an ihr eigenes. Probleme oder Schwachpunkte kennt sie bei sich nicht und braucht daher nie selbst Hilfe (vgl. SCHMIDBAUER 1980, S. 22f). Sie hat das Ideal von sich, immer stark sein zu müssen und den Schwachen beizustehen.

Beim Versuch, dieses hohe Ideal zu erfüllen, entstehen zwangsläufig viele Belastungen. Deshalb sind prophylaktische Maßnahmen zunächst einmal in Form eines Bewußtseinswandels bei der Krankenschwester zu suchen. Eine Ent-Mystifizierung des Krankenpflegeberufs ist nötig. Das bedeutet, vom Ideal der allkompetenten, perfekten und daher auch nahezu »allmächtigen« Krankenschwester abrücken zu können (vgl. BURISCH 1987). Das Aufgeben dieses möglicherweise bereits in der Kindheit angelegten Helferideals ist für die Krankenschwestern ein sehr schwieriger innerer Prozeß, der die Persönlichkeit stark erschüttern kann.

Neben den individuell-persönlichkeitsbedingten Voraussetzungen, die ein jeder in mehr oder weniger starkem Ausmaß mitbringt, gibt es aber auch eine gesellschaftlich und beruflich tradierte Erwartungshaltung der Krankenschwesterrolle gegenüber. Als kollektive Erwartungshaltung untermauert sie die individuellen Idealansprüche der einzelnen Krankenschwester und erschwert dadurch deren Hinterfragung oder gar deren Aufgeben noch zusätzlich.

2. Gesellschaftliche Erwartungshaltung

Der Beruf der Krankenschwester entwickelte sich ursprünglich aus dem Ideal christlicher Nächstenliebe und nicht auf dem Hintergrund, eine bezahlte Berufstätigkeit auszuüben. Das Bibelwort »Liebe Deinen Nächsten« wurde zur Norm erhoben, der Nachsatz jedoch, »wie Dich selbst«, geriet in Vergessenheit.

Neben diesem historischen Hintergrund für die Entstehung des Helferideals gibt es aber auch solche, die durch die Institution Krankenhaus und die Situation des pflegebedürftigen Patienten auf der einen und der pflegeleistenden Krankenschwester auf der anderen Seite angelegt sind. Der Patient, geschwächt durch seine Krankheit, befindet sich im Krankenhaus in einer sogenannten *totalen Institution*. Diese Art von Institutionen (auch Gefängnisse oder Heime gehören dazu) bestimmen vollständig den Lebens-, Tag- und Nachtrhythmus ihrer Insassen. Die Pflegenden sind die Autoritäten, die die Ordung dieser Institution gegenüber dem Patienten zu vertreten und zu kontrollieren haben und den Patienten bei deren Nichteinhaltung auch mit Sanktionen »bestrafen« können. Sie sind aber auch die primären und jederzeit durch Klingelzeichen abrufbaren Helfer- und Trösterinnen des Patienten, wodurch beim Patienten im Zusammenwirken mit seinen krankheitsbedingten Beeinträchtigungen auch regressive Seiten angeregt werden können. Dadurch wird zwischen Krankenschwester und Patient eine Art von Beziehung gefördert, die Ähnlichkeiten mit dem Mutter-Kind-Verhältnis hat. Das schürt Erwartungen an die Krankenschwester, sich ähnlich einer »idealen Mutter« zu verhalten. Auch die Mutterrolle hat ein vergleichbar hohes Ideal und ebenso eine Identität von »möglichst nur geben und stark sein«, wie dies im Krankenschwesternideal auch angelegt ist. Ebenso der Anspruch, eigene Bedürfnisse zurückzustellen, sowie die bescheidene finanzielle Entlohnung bilden dazu Parallelen.

Diese bewußten und unbewußten *Idealansprüche* blockieren sehr stark mögliche Wege zur Veränderung oder können bei Veränderungsversuchen Schuldgefühle bei der einzelnen Krankenschwester hervorrufen. Statt den Patienten fürsorglich zu pflegen, wie es das Ideal verlangt, erlebt sie sich dann als jemand, der der Wunscherfüllung des Patienten Grenzen setzt oder ihm diese ganz versagt. Schuldgefühle können auch entstehen, wenn sich die Krankenschwester mehr auf die eigenen Bedürfnisse besinnt und sich so dem Vorwurf – dem eigenen oder auch dem anderer – aussetzen muß, zu »egoistisch« zu sein.

3. Hilfen

Ein erster Schritt, dieses Problem anzugehen, wäre es etwa, in einem Kreis von Kollegen oder Kolleginnen, zu denen eine vertrauensvolle Beziehung besteht, dieses professionelle Ideal nüchtern zu betrachten. Denn was hilft ein Ideal, dessen Anforderungen man doch nie (ganz) erfüllen kann und dessen Opfer man darüber hinaus am Ende zu werden droht? Ein solcher kollegialer Austausch kann sehr entlastend sein. Er kann das Herabschrauben der eigenen Ansprüche auf ein realistisches Maß fördern, ein längeres Verbleiben im Beruf und letztendlich ein effizienteres Arbeiten ermöglichen (vgl. CESLOWITZ 1989; BURISCH 1989, S. 129f).

Die Einsicht, daß auch eigene Hilfsbedürftigkeit bestehen kann und befriedigt werden will, kann vor Überforderung schützen. Es gilt der simple Satz: *Wie soll jemand gut für andere sorgen können, wenn er nicht einmal für sich selbst sorgen kann?*

Wem das kein gangbarer Weg ist oder wer sich in die Problematik bereits stärker verstrickt fühlt, weil er zum Beispiel mit Psychopharmaka oder Alkohol eine erfolglose Problembewältigung versucht hat, dem gelingt es vielleicht eher in einer Einzelsupervision oder gar Einzelpsychotherapie, für sich mehr Klarheit zu gewinnen und eine innerliche Veränderung zu vollziehen.

Gruppenarbeit

1. Supervisions- und Balintgruppen

Als hilfreich haben sich team- oder berufsgruppenbezogene Maßnahmen erwiesen, da sie neben ihrer Entlastungsfunktion mögliche Veränderungen nicht nur beim einzelnen anstoßen, der (zunächst) damit allein steht.

Ein Rahmen, in dem dies in organisatorisch-institutioneller Form verankert ist, sind die sogenannten *Supervisions-* und *Balintgruppen.*

Zwei Arten von *Supervision* lassen sich unterscheiden: Die eine ist die Form der *fall-zentrierten Supervision.* Diese Supervisionsform kann für das gesamte Team oder auch nur für eine bestimmte Berufsgruppe angeboten werden. Dabei geht es primär um die Besprechung eines konkreten Patienten und der dabei auftretenden Probleme. Die andere Form ist die *teamzentrierte Supervision.* Sie hat zum Ziel, daß die Mitglieder unterschiedlicher Berufsgruppen, die in einem Arbeitsteam zusammenarbeiten (Pflegende, Ärzte, Sozialarbeiter, Psychologen, Beschäftigungstherapeuten etc.) Probleme ihrer internen Zusammenarbeit zu lösen versuchen. Es geht dabei beispielsweise um Fragen wie: Wo grenzen sich die Aufgaben der einzelnen Berufsgruppen voneinander ab, wo gibt es Überschneidungen, wo liegen dabei die Konflikte, wer ist zuständig wofür, hat welche Macht worüber, was bedeutet dies für den einzelnen konkreten Mitarbeiter? Die teamzentrierte Supervision bietet sich besonders für neu gegründete Teams an, die für sich bisher noch keine einheitliche Arbeitsbasis schaffen konnten (vgl. SCHWANOLD et al. 1987). All diese ungelösten Berufsfeldabgrenzungen mit den immer wieder auftretenden Verteilungskämpfen und unklaren Definitionen der Aufgaben des einzelnen behindern eine effektive Zusammenarbeit. Bei neueröffneten Einrichtungen oder Stationen bilden sie noch einen zusätzlichen Belastungsfaktor für die dort Arbeitenden.

Das Konzept der *Balint-Gruppe* wurde ursprünglich vom Psychoanalytiker MICHAEL BALINT (1968) bei seiner Arbeit mit niedergelassenen Ärzten entwickelt. In der Balint-Arbeit geht es darum, die Beziehung zwischen Helfer und Patient, die in irgendeiner Form gestört ist, zu reflektieren, im Gruppenprozeß erlebbar zu machen und damit einer Veränderung zuzuführen. Balint-Arbeit ist grundsätzlich für alle Berufsgruppen sinnvoll, die in ihrer Berufsausübung mit Menschen umgehen. Durch sie wird das zwischenmenschliche Beziehungsgeschehen durch den Gruppenprozeß *in Szene gesetzt* und damit für die Teilnehmer erlebbar gemacht, wodurch festgefahrene Beziehungsstörungen aufgelöst werden können. Mittlerweile hat sich die Balint-Arbeit nicht nur im medizinischen Bereich bei Ärzten, Krankenschwestern, Psychologen etc. fest etabliert, sondern wird auch in anderen Helfer-Patient oder Helfer-Klient-Beziehungen eingesetzt, zum Beispiel bei Bewährungshelfern, Pädagogen, Sozialarbeitern, Lehrern, Pfarrern, Juristen (vgl. ARGELANDER 1973, 1979; SCHMID 1973). Diese Form der Gruppenarbeit eignet sich auch als Ausbildungsmethode für Helfer, die in ihrer beruflichen Identität und ihrer Einstellung und Haltung gegenüber dem Patienten noch nicht festgelegt sind (BALINT 1969).

Beziehungsstörungen in Helfer-Patient-Beziehungen können sich nach BAURIEDL (1984) darin ausdrücken, daß beide Partner in der Beziehung »Macht aufeinander ausüben (sich gegenseitig erpressen) und dadurch fest miteinander verklammert sind«. Beispiel für eine solche Verklammerung wäre die ambivalente Botschaft des Patienten an die Krankenschwester: »Hilf, meine Krankheit zu beseitigen, damit ich wieder selbständig werden kann, aber laß sie mir auch, weil ich sonst keinen Anspruch mehr habe, Dich und andere an mich zu binden.« Die Krankenschwester kann auf dieses ambivalente Beziehungsangebot des Patienten so antworten: »Gib Deine Krankheit auf, damit ich mich als gute Krankenschwester fühlen kann, aber behalte sie auch, damit ich nicht überflüssig werden muß« (vgl. BAURIEDL 1984). In den doppelten Botschaften der Beziehungspartner sind die Wünsche *und* Ängste beider enthalten. Der Patient hat den Wunsch, gesund und selbständig zu werden, was aber zugleich seine Angst schürt, nach der Genesung verlassen zu werden. Die Krankenschwester möchte einerseits eine gute Pflegerin und Betreuerin für den Patienten sein, möchte aber andererseits nicht überflüssig und deshalb verlassen werden, wenn ihre Bemühungen Erfolg haben. In der Schwester-Patient-Beziehung kann sich solch ein ambivalentes Beziehungsmuster, in das beide konflikthaft verstrickt sind, fixieren und zu einem komplementären Beziehungserleben zwischen beiden Partnern werden. Dazu kommt es, wenn der Patient nur die eine Seite seiner Ambivalenz leben kann und die Krankenschwester an sich zu binden versucht, indem er dauernd klingelt, dauernd etwas möchte und sie permanent in Anspruch nimmt. Die Krankenschwester kann darauf komplementär mit der anderen Seite ihrer eigenen Ambivalenz antworten, dadurch daß sie ihn zu mehr Selbständigkeit und Unabhängigkeit führen möchte und ihn deshalb mehr von sich abzulösen versucht, indem sie seine Nähe meidet. Hierdurch entsteht eine Verklammerung zwischen beiden Beziehungspartnern, die schwer aufzulösen ist. Der jeweils andere Teil der Ambivalenz beider Beziehungspartner, nämlich daß sich die Krankenschwester *auch* wünscht vom Patienten gebraucht zu werden und daß der Patient sich *auch* wünscht, selbständig zu werden, wird bei einer derart verklammerten Beziehung von beiden nicht mehr erlebt. Die Krankenschwester kann deshalb die Beziehung zu ihrem Patienten nur verzerrt, weil einseitig, wahrnehmen.

Schildert die Krankenschwester in der Balint-Gruppe das Beziehungsproblem mit dem Patienten aus ihrer Sicht, so reagieren die übrigen Teilnehmer mit gleich- oder gegenläufigen Identifizierungen; das heißt, sie identifizieren sich mit der den Fall einbringenden Kollegin oder mit dem Patienten. Gespeist durch so viele Quellen und die aufkommenden Gefühle und Empfindungen berücksichtigend, die auch körperlicher Art sein können, wird für die Gruppenteilnehmer das Beziehungsgeschehen zwischen der Krankenschwester und dem Patienten plastisch vorstellbar und erlebbar. So findet eine *Spiegelung* der Schwester-Patient-Beziehung in der Balint-Gruppe statt. Die Aufhebung der einseitigen Wahrnehmung des Patienten und von sich selbst ist die Voraussetzung, daß der der Schwester-Patient-Beziehung zugrunde liegende Konflikt bewältigt werden kann (im obigen Beispiel ist es der Konflikt zwischen Nähe und Distanz, Abhängigkeit und Unabhängigkeit). Die Lösung des Konflikts gelingt der Krankenschwester durch ein erweitertes Beziehungserleben, das in der Balint-Arbeit möglich wurde und das nun veränderte Phantasien über sich und den Patienten enthält. Diese veränderte Perspektive bringt auch ein verändertes Verhalten dem Patienten gegenüber mit sich. So können die Blockierungen und Fixierungen in der gegenseitigen Beziehung aufgegeben werden.

Bedeutsam für Supervisions- und Balint-Gruppen ist, daß diese *nicht primär* eine *therapeutische* Zielsetzung haben. Gleichwohl kann die Krankenschwester in einem gewissen Ausmaß *Selbsterfahrung* gewinnen, da sie beim Versuch, ihre gestörte Beziehung zum Patienten zu analysieren, ihren eigenen persönlichen Anteil miteinbeziehen muß. In der Gruppenarbeit sollte jedoch die *Selbsterfahrung* auf die *berufliche Seite* beschränkt bleiben.

Diese Form der Gruppenarbeit innerhalb eines festen Arbeitsteams ist nicht unproblematisch. Die Schwellenangst, sich in zum Teil sehr persönlicher Weise vor den eigenen Teamkollegen, mit denen man tagtäglich zusammenarbeitet, einzubringen, ist sehr groß (vgl. KÄCHELE 1982). Wenn dieses Team auch noch hierarchisch strukturiert ist, wenn also Pflegende, deren Vorgesetzte, Ärzte und Vertreter anderer Berufe an der Gruppe teilnehmen, ist ein angstfreies Arbeiten und das sich Einbringen der einzelnen Mitglieder nicht einfach. Ängste, sich zu sehr bloß zu stellen, zu viele Schwächen zu zeigen, den anderen zu viele Angriffspunkte zu liefern, insbesondere wenn man mit oder in diesem Team möglicherweise Schwierigkeiten hat, behindern sehr oft eine effiziente Gruppenarbeit. Zudem ist es wichtig, daß das Arbeitsteam weiterhin funktionsfähig bleiben muß und nicht durch Verunsicherungen einzelner Mitglieder, die mit Rückzug oder gar schwer erträglichen psychischen Belastungen einhergehen, gestört wird.

Ursprünglich war Balint-Arbeit für niedergelassene Ärzte

entwickelt worden. Diese arbeiten in eigener Praxis und haben somit kaum Berührungspunkte zu den übrigen Kollegen. In einer solchen Gruppenzusammensetzung kann in viel angstfreierer Atmosphäre gearbeitet werden als in einem festgefügten Arbeitsteam.

Eine Möglichkeit, dieses Problem zu lösen und die Balint-Arbeit im Pflegebereich auf breiterer Basis, zumindest in großen Krankenhäusern, einzuführen, könnte darin bestehen, eine zwar berufsgruppen-spezifische, aber vom konkreten jeweiligen Arbeitsteam losgelöste Form der Balint-Gruppe anzubieten, die allen interessierten Krankenschwestern und -pflegern verschiedener Stationen offenstehen sollte. Dabei wäre es wünschenswert, daß sich die Gruppenteilnehmer nicht aus anderem Zusammenhang bekannt sind.

2. Die Einführung von Gruppenarbeit in der Klinik

Diese Formen der Gruppenarbeit haben sich bisher noch wenig im Klinikalltag von Krankenschwestern und -pflegern durchgesetzt. Schwellenängste werden genährt von der Vorstellung, daß man sich in solchen Gruppen mehr oder weniger in Frage stellen lassen, Selbstkritik üben und/oder Kritik über sich ergehen lassen muß, anstatt unterstützt zu werden.

Es gibt aber noch andere Gründe, die eine Teilnahme an einer solchen Gruppenarbeit blockieren.

Zunächst seien einmal als äußere Gründe arbeitsorganisatorische und schichtarbeitsbedingte Probleme genannt. Kann die Krankenschwester von ihrer Routinearbeit freigestellt werden, wenn die Gruppensitzung stattfindet? Was passiert, wenn sie gerade ihre freien Tage hat zur Zeit der Sitzung? Bekommt sie die Sitzungszeit als Arbeitszeit anerkannt? Wenn ein externer Gruppenleiter aufgeboten wird, so schafft das Kosten. Wer bezahlt das? Die Klinik oder die einzelnen Teilnehmer privat?

Krankenschwestern berichten sehr oft, daß sie sich nach getaner Arbeit nicht weiter mit arbeitsinhaltlichen Problemen auseinandersetzen möchten (vgl. MÖLLER et al. 1983). Darum besteht wenig Interesse an zusätzlichen Veranstaltungen wie Supervisions- oder Balintgruppen.

Auch gibt es manchmal eine große Scheu, sich mit psychischen Dingen zu befassen. Pflegende, die zu sehr sich oder andere mit psychischen Belangen konfrontieren, befürchten möglicherweise, von den anderen als minder belastungsfähig angesehen zu werden. Dadurch sinkt in den Augen der Kollegen und Vorgesetzten ihre Qualifikation für ihren Beruf.

Als wir die Interview-Teilnehmer einluden, um sie nach ihren Problemen und Belastungen in ihrem Arbeitsbereich zu befragen, machten wir eine bezeichnende Erfahrung: Zunächst hatten wir die jeweiligen Stationsleitungen angesprochen, gezielt in ihrer Gruppe Pflegende, die Zugang zur psychischen Problematik und den Belastungen ihres Berufs hätten, zu fragen, ob sie für ein Interview mit uns bereit seien. Erstaunlich war für uns, daß wir im persönlichen Kontakt mit diesen zum Interview bereiten Krankenschwestern und -pflegern die zunächst etwas ängstlich formulierte Vorstellung hörten, daß sie möglicherweise von ihren Vorgesetzten deshalb ausgewählt und angesprochen worden seien, da diese sie für die psychisch labilsten Mitarbeiter halten könnten. Denn sie hätten eben ab und zu mal etwas zu psychischen Belangen gesagt. Jetzt könnte der Eindruck entstanden sein, sie im besonderen hätten auf diesem Gebiet Schwierigkeiten.

Zudem ist Gruppenarbeit, die psychische Belange zum Inhalt hat, in der Krankenpflegeausbildung nicht genügend verankert. So muß man sich die Frage stellen, inwieweit die bestehenden Konzepte für Gruppenarbeit bei mangelnder Integration in die Krankenpflegeausbildung die Krankenschwestern und -pfleger nicht überfordern. Dies trifft insbesondere dann zu, wenn sie ihnen unkritisch und mit akademischem Standard »übergestülpt« werden.

Eine fatale Konsequenz daraus wäre, wenn die Krankenschwestern und -pfleger für sich den Schluß zögen, sie müßten auch noch diese Anforderung erfüllen und neben einer kompetenten pflegerischen Tätigkeit darüber hinaus noch in der Lage sein, sich in Frage stellen zu lassen und einer Selbsterfahrung zu unterziehen. Das wäre nur eine weitere Facette des Idealanspruches, perfekt und grenzenlos belastbar zu sein.

3. Ziele, Leitung und Methode von Pflege-Gruppen

Vor dem Hintergrund, daß die pflegerische Tätigkeit sehr viel körperliche und psychische Nähe zum Patienten erfordert, müßte in den Gruppen das Bedürfnis der Pflegenden nach *Schutz* und *Abgrenzung* berücksichtigt werden. Dabei sollte die Suche nach der richtigen *Nähe* und *Distanz* zum Patienten zum Thema gemacht werden. Als weiterer wichtiger Punkt sollte in den Gruppen die Suche nach *Ressourcen* und *Hilfsmöglichkeiten* für die Schwestern im Vordergrund stehen. Das zu schnelle Aufdecken konflikthafter Anteile in der Beziehung zum Patienten kann Schuldgefühle auslösen und dadurch eher einschränkend wirken.

Der/die *Gruppenleiter/in* sollte von außen kommen und keine Funktionen in der Klinik, mit Patienten oder gar im Team haben. Denn dies könnte früher oder später zu Loyalitätskonflikten und Interessensüberschneidungen führen. Supervision oder gar Balint-Arbeit, ausgeführt durch Vorgesetzte als Gruppenleiter, verbietet sich daher von selbst. Es fließt dabei zuviel Kontrollfunktion ein. Diese kann so viel Angst machen, daß ein effizientes Arbeiten auf dem höchst empfindlichen Feld der menschlichen Beziehungen völlig unmöglich wird.

Der/die Gruppenleiter/in sollte eine Persönlichkeit sein, die das Arbeitsfeld aus eigener Erfahrung kennt und die spezifischen Bedingungen und Belastungen, die es enthält, kompetent beurteilen kann. Das stärkt die Glaubhaftigkeit der Leiterpersönlichkeit und damit die Vertrauensbasis bei den Gruppenteilnehmern. Ein Gruppenleiter, der aufgrund fehlender Erfahrung auf diesem Arbeitsfeld nur theoretisch doziert, läuft leicht Gefahr, daß seine Gruppenmitglieder mit der Zeit wegbleiben.

Die angewendete *Methode* für die Gruppenarbeit mit Krankenschwestern sollte angemessen sein. Die von uns interviewten Pflegenden bemerkten kritisch, daß sie ihre Teilnahme an solchen Gruppen wieder aufgaben, wenn sie die Gruppenleitung als *zu wenig aktiv* empfanden. Der Gruppenleiter hielt sich, obwohl die einzelnen Teilnehmer mit drängenden und sie sehr belastenden Problemen in die Sitzung kamen, mit seinen Interventionen zu sehr zurück, was oft das Gefühl von Ratlosigkeit bei den Teilnehmern noch verstärkte. Eine psychoanalytisch zurückhaltende und abwartende Haltung mag durchaus ihre Berechtigung haben. In der Arbeit mit Krankenschwestern, die tagtäglich mit drängenden Problemen konfrontiert werden, ist diese Einstellung jedoch unangemessen und nicht effizient.

4. Empfehlungen für die Gruppenarbeit mit Pflegenden

1. Der Austausch über psychologische Themen und Probleme sollte in der täglichen Stationsarbeit mehr »kultiviert« und selbstverständlicher gemacht werden, um das Klima für eine Gruppenteilnahme zu schaffen.
2. Die Krankenschwestern und -pfleger sollten von der Routinearbeit während der Gruppensitzungen freigestellt werden.
3. Die Zeit sollte als Arbeitszeit kompensiert werden können, wenn die Gruppe während der Freizeit stattfindet.
4. Der Arbeitgeber sollte die anfallenden Kosten übernehmen.
5. Die Gruppe sollte von einem/einer externen Gruppenleiter/in geführt werden.
6. Der Gruppenleiter sollte das Arbeitsfeld der Krankenschwestern gut kennen und möglichst über eigene Erfahrungen in diesem Bereich verfügen.
7. Er sollte sich einer adäquaten Methode bedienen. Aktivere Einbringung seitens des Gruppenleiters wird von den Krankenschwestern in der Regel als hilfreicher angesehen als zu passive Zurückhaltung.
8. Bedürfnisse nach Schutz und Abgrenzung sollten zum Thema gemacht, Ressourcen und Hilfsmöglichkeiten für die Krankenschwestern entwickelt werden.
9. Auf den Schutz der persönlichen Intimsphäre und auf einen vorsichtigen Umgang mit Selbsterfahrungsanteilen sollte besonderer Wert gelegt werden, falls dies von den Krankenschwestern nicht ausdrücklich anders gewünscht wird.

Arbeitsorganisatorische Hilfsmöglichkeiten

Im folgenden sind die organisatorischen Bedingungen genannt, die von der Institution aus geschaffen werden müßten, um Überlastungen vorzubeugen.

1. Günstigerer Patientenschlüssel:
Je günstiger das Betreuungsverhältnis zwischen Krankenschwester und Patient, desto weniger Belastung entsteht für die Pflegenden (s.a. DUHR 1985b; HERSCHBACH 1991). Eine Krankenschwester, die viele Patienten zu betreuen hat, ist nicht in der Lage, sich intensiver mit dem einzelnen zu beschäftigen. Dies wird oftmals als sehr unbefriedigend erlebt. Dabei kommt auch die Beschäftigung mit den »positiven« Seiten eines Patienten zu kurz, weil es einer arbeitsmäßig überlasteten Krankenschwester nur noch darum geht, mit ihrer Routinearbeit fertig zu werden.

2. Nicht-patientenbezogene Arbeit ermöglichen:
Vom Organisatorischen her sollte es für die Krankenschwester möglich sein, immer einmal wieder einer Arbeit nachzugehen, die keinen direkten Patientenkontakt erfordert (z.B. die verordnete Medikation zusammenstellen, Termine zum Röntgen o.ä. vereinbaren usw.). Gleichsam als Schutz vor einem zu intensiven »Einlassen« auf einen Patienten sollte den Pflegenden ermöglicht werden, auch wieder in Distanz gehen zu können. Das kann entlasten und die »inneren Batterien« wieder neu aufladen für die weitere patientenzentrierte Tätigkeit.

3. Sehr belastende Tätigkeiten nicht allein und zu lange ausführen:
Wenn möglich, sollten stark belastende Tätigkeiten wie postmortem-Pflege möglichst zu zweit gemacht werden. Durch die kollegiale Unterstützung und auch das Gespräch über solche belastenden Tätigkeiten kann vieles aufgefangen werden. Desgleichen sollte eine zeitliche Eingrenzung belastender Tätigkeiten (z.B. Arbeiten im Isolierzimmer) ermöglicht werden.

4. Möglichkeit zu Teilzeitarbeit:
Pflegende sollten mehr Möglichkeiten haben, Teilzeitstellen

einzunehmen. In unseren Gesprächen mit Krankenschwestern wurde immer wieder betont, wie entlastend sie es erlebten, zum Beispiel nur eine 4-Tage-Woche zu haben und danach 3 Tage frei zu haben. Solche Teilzeitstellen sind in der Schweiz weit mehr verbreitet als in Deutschland. Das Argument, daß dann zu viel Personalumtriebe mit zu vielen Übergaben nötig werden, ist nicht stichhaltig, da die Schicht an sich nicht verkürzt wird, sondern nur die Anzahl der wöchentlichen Arbeitstage.

5. Unbezahlten Urlaub ermöglichen:
Ab und zu kann es sehr entlastend sein, einmal auch für längere Zeit *auszusteigen*. Wenn das finanzielle Problem eines Ausstiegs auf Zeit gelöst ist, was bei den gegenwärtigen Verdienstmöglichkeiten im Pflegeberuf nicht einfach ist, kann dies einer Überlastung sehr entgegenwirken.

6. Rotationsmöglichkeiten schaffen:
Pflegenden sollte ermöglicht werden, die Station zu wechseln und mit einer anderen Gruppe von Patienten und in einem anderen Team zu arbeiten. Das kann nicht nur für den einzelnen Mitarbeiter belebend sein und ihm zu neuen Erfahrungen verhelfen, sondern kann auch neue Impulse für das gesamte Arbeitsteam setzen.

7. Mehr psychologische Schulung in der Aus- und Weiterbildung:
Im Ausbildungscurriculum sollten die psychologischen Belange von Patienten *und* von Pflegenden mehr Gewicht erhalten. Denn wer sich selbst nicht gut pflegen kann, kann dies für seine Patienten auch nicht leisten. Der Problematik der psychischen Belastungen sollte dabei besondere Beachtung geschenkt werden. Das ist insbesondere sinnvoll bei Auszubildenden, da junge, enthusiastische Mitarbeiter in besonderem Maße gefährdet sind. Darüber hinaus sollten auch Pflegende in Leitungspositionen und Vorgesetzte mehr in psychologischem Wissen und Verständnis geschult werden. Das kann sich nicht nur positiv auf ihren Führungsstil auswirken, sondern es ermöglicht ihnen auch, eher überlastungsgefährdete Mitarbeiter zu erkennen und rechtzeitig prophylaktische Maßnahmen zu ergreifen.

Anhang: Die Entwicklung der Reflexionsfähigkeit von Krankenschwestern im Rahmen der Balint-Arbeit

– Eine empirische Untersuchung –

Der im letzten Kapitel aufgezeigte Weg zur Verarbeitung und Bewältigung psychischer Belastungen im Krankenpflegeberuf mit Hilfe von Supervisions- und Balintgruppen wird leider von nur wenigen Krankenschwestern und -pflegern eingeschlagen. Das ist zum einen auf die strukturellen Rahmenbedingungen im Krankenhausbetrieb zurückzuführen, zum anderen scheinen die Gruppen konzeptionell noch zu wenig auf die Bedürfnisse von Pflegenden ausgerichtet zu sein.

In einer eigenen Untersuchung (NAUJOKS 1985) wurde die Balint-Arbeit von sieben Krankenschwestern, die auf der Ulmer internistisch-psychosomatischen Modellstation an dem einjährigen Weiterbildungskurs »Patientenzentrierte Pflege/Psychosomatische Medizin« teilnahmen, einer systematischen inhaltlichen Analyse unterzogen. Das Ziel war, mehr Erkenntnisse über Prozesse in der Schwester-Patient-Beziehung und über die Belastungen durch die Pflege Schwer- und Todkranker zu gewinnen. Die Krankenschwestern arbeiteten auf einer Station, die zu einem Drittel mit Todkranken belegt war. Ausschlaggebend für die Entscheidung, die *Balint-Gruppe* als Instrument zur Erkenntnisgewinnung heranzuziehen, war, daß speziell die Balint-Arbeit die *Reflexion der Beziehung zwischen Helfer und Patient* zum erklärten Ziel hat.

Die insgesamt 31 Balint-Sitzungen mit den sieben Krankenschwestern der Station, die im Verlauf eines Jahres stattgefunden hatten, wurden mit Einverständnis der Teilnehmerinnen auf Tonband aufgenommen und danach wörtlich niedergeschrieben. Die Texte wurden anschließend inhaltsanalytisch untersucht.

Da die Schulung der *Reflexionsfähigkeit* erklärtes Lernziel einer Balint-Gruppe ist, wurde ein speziell auf dieses Ziel abgestimmtes Kategoriensystem zur manuellen Kodierung der Reflexionsfähigkeit der Krankenschwestern entwickelt. Es erfaßt die Fähigkeit der Krankenschwester zur Reflexion über die eigene Person (*Selbstreflexion*), den *Patienten* und die *Krankenschwester-Patient-Beziehung*. In jeder dieser Kategorien ist das Ausmaß der Reflexion in zwei verschiedenen Tiefenstufen differenziert. Die geringere der beiden Tiefenstufen umfaßt alle Äußerungen mit geringgradiger Reflexion, wie »sich befremdet fühlen«, »etwas zu hinterfragen beginnen« etc. Die höhere der beiden Tiefenstufen erfaßt alle Äußerungen mit psychologischen Erklärungsversuchen, wie Herstellung von psychologisch-psychodynamischen Zusammenhängen und Deutungen etc. Aus Vergleichsgründen wurden separat auch alle *Äußerungen ohne Reflexion* kodiert. (Näheres zur Methodik, der Reliabilität und Validität des Instruments bei NAUJOKS 1988; NAUJOKS et al. 1988.)

Die Balint-Sitzungen wurden hinsichtlich der beiden Fragestellungen untersucht:

1. Wie entwickelt sich die Fähigkeit der Krankenschwester im Verlauf des Jahres, über sich, den Patienten und die gemeinsame Beziehung zu reflektieren?

Diese Fragestellung zielt darauf ab, den Lernprozeß der Krankenschwestern, wie er in der Balint-Arbeit deutlich wird, zu erfassen.

2. Ist die Fähigkeit der Krankenschwester zur Reflexion beeinflußt von Merkmalen wie dem Schweregrad der Erkrankung oder der Prognose des Patienten, seiner Geschlechtszugehörigkeit oder seinem Alter?

Die Beantwortung dieser Frage sollte Hinweise erlauben auf Belastungen der Krankenschwestern, die durch bestimmte Eigenschaften des Patienten oder seiner Krankheit gegeben sind.

Ergebnisse und Interpretation

Die Auszählung der in den Balint-Sitzungen besprochenen Patienten ergab, daß, verglichen mit der Stationsbelegung in diesem Zeitraum, in den Sitzungen *weibliche, junge* (bis 35 Jahren) und *lebensbedrohlich erkrankte* Patienten überproportional häufiger eingebracht worden waren, als zu erwarten gewesen wäre. Die Krankenschwestern beschäftigten sich offensichtlich mit den Problemen dieser Patientengruppe besonders stark. Wahrscheinlich fühlen sie sich im Umgang mit diesen Patienten, mit denen sie sich aufgrund von Geschlechts- und Alterszugehörigkeit besonders stark identifizieren können, auch in besonders starkem Maße emotional belastet.

Zu Fragestellung 1:
Die *Selbstreflexion* der Krankenschwestern nahm über den Verlauf des Jahres signifikant ($p < 0,05$) ab (auf der geringeren der beiden Tiefenstufen), während die *Reflexion über den Patienten* (über beide Tiefenstufen) signifikant zunahm ($p < 0,01$). Die *Reflexion über die Krankenschwester-Patient-Beziehung* nahm über den Jahresverlauf (über beide Tiefenstufen) nur im Sinne eines Trends zu ($p < 0,10$), während Äußerungen über den Patienten, die keine Reflexion enthielten, hochsignifikant zunahmen ($p < 0,001$).[1]

Dies ließe sich im Sinne einer Zunahme von *Schutz- und Abwehrbedürfnissen* interpretieren, die im Verlauf des Jahres im Krankenschwestern-Team notwendig wurden. Da alle Krankenschwestern auf derselben Station tätig waren, ist eine abnehmende Bereitschaft, Probleme, die die eigene Person betreffen, im Team zu diskutieren, durchaus nachvollziehbar.

In diesem Zusammenhang scheint sowohl die im Jahresverlauf zunehmende Reflexion über den Patienten in beiden Tiefenstufen als auch die Zunahme in den Äußerungen ohne Reflexion über den Patienten, bei gleichzeitiger Abnahme des Selbstreflexionsanteils, ein Zeichen zu sein für eine *verstärkte Konzentration auf patientenorientierte Inhalte,* was auf ein Bedürfnis zur Regulierung von beziehungsmäßiger Nähe und Distanz hindeuten könnte.

Zu Fragestellung 2:
Bei der Frage nach den Belastungen zeigte sich, daß weniger die krankheitsbezogenen Daten, wie Schweregrad oder Prognose der Erkrankung des Patienten, eine entscheidende Rolle im

---

[1] Die Auswertung erfolgte mittels des SPEARMAN-BROWN-Rang-Korrelationskoeffizienten (2seitige Fragestellung).

Ausmaß der Reflexionsfähigkeit der Krankenschwestern spielten, als vielmehr personenbezogene Variablen: Die Krankenschwestern zeigten bei der Besprechung von *Patienten* ein signifikant *höheres Ausmaß an vertiefter Selbstreflexion* als bei *Patientinnen* ($p < 0.05$).[2]

Dies könnte ein Zeichen sein, daß im Umgang mit Patienten im Vergleich zu Patientinnen vermehrt »reifere« Strukturanteile angesprochen werden, bei denen die Reflexion über sich selbst leichter und angstfreier möglich ist. Das Ergebnis wirft auch ein Licht auf einen bisher noch wenig untersuchten Aspekt der Krankenschwester-Patient-Beziehung, nämlich die *Sexualität*.

Die verringerte Selbstreflexion bei weiblichen im Vergleich zu männlichen Patienten könnte damit erklärt werden, daß die Krankenschwestern durch die bei dieser Patientengruppe naheliegende Identifikation sich mehr belastet fühlen. Die dabei aufkommenden Ängste vor eigener Krankheit und Tod blockieren die Fähigkeit, tiefergehend über sich selbst reflektieren zu können.

Bei der Besprechung von Problemen mit *jüngeren Kranken* (Alter unter 45 Jahren) zeigten die Krankenschwestern signifikant *mehr Reflexion über die Beziehung* (allerdings auf geringgradiger Tiefenstufe) als bei älteren Kranken ($p < 0{,}05$).[2] Dieses Ergebnis könnte ein Hinweis sein, daß die Identifikation mit der Gruppe der Jüngeren, die ohnehin viel häufiger eingebracht wurden, als von der Stationsbelegung zu erwarten gewesen wäre, aufgrund der Altersähnlichkeit leichter fällt. Möglicherweise zeigen die Krankenschwestern deshalb an ihnen ein erhöhtes Interesse und haben bei ihnen mehr Zugang zu Beziehungsproblemen.

Als Fazit aus dieser Untersuchung ergibt sich, daß sich die Krankenschwestern über den Verlauf der einjährigen Gruppenarbeit zunehmend mehr auf patientenorientierte Inhalte konzentrierten, sich von daher immer weniger selbst einbrachten, und wenn, dann nur bei der Besprechung von Problemen mit (männlichen) Patienten. Dieser Verlauf kann aus einem Gefühl der Überforderung entstanden sein. Dies hat möglicherweise bei den

---

[2] Die Auswertung erfolgte mittels des MANN-WHITNEY-U-Tests (2seitige Fragestellung).

Krankenschwestern Schutzbedürfnisse und Rückzugstendenzen geweckt mit der Folge, daß sie sich selbst als Personen immer weniger einbrachten und aufgrund der geringeren Identifikationsbereitschaft nur bei Problemen mit männlichen Patienten über sich selbst vertieft reflektieren konnten.

Daraus läßt sich die Schlußfolgerung ziehen, daß in Balintgruppen-Konzepten für Pflegende, aber auch möglicherweise in der alltäglichen stationären Arbeit die Bedürfnisse nach ausreichendem Schutz vor seelischer Überlastung besser berücksichtigt werden müssen.

Hierauf aufbauend wäre es das Ziel von langfristiger Balintarbeit, einen umgekehrten Prozeß als den oben beschriebenen anzustreben: Die anfängliche Fall- bzw. Patientenzentriertheit weicht einer vermehrten Reflexion der Beziehung, die einen offeneren Umgang mit der eigenen Befindlichkeit und der der Patienten möglich macht.

Danksagung

Bei der Planung, Konzeptualisierung und Abfassung der Buchkapitel sind wir durch viele kompetente Gesprächspartner unterstützt worden, ohne die das Buch in der vorliegenden Form nicht zustande gekommen wäre.

Besonders zu erwähnen sind die Krankenschwestern und Krankenpfleger der chirurgischen und medizinischen Intensivabteilungen und der geriatrische Universitätsklinik des Kantonsspitals, des Universitätskinderspitals, der Psychiatrischen Universitätsklinik und -poliklinik, Basel (Schweiz), sowie der Klinik Schützen, Rheinfelden (Schweiz): Gabriela Arpagaus, Rosaria De Lorenzo, Rudi Feisst, Martina Grieder, Claudia Itin, Gabriela Jüstrich, Dunja Kief, Susanne Kramer, Gerda Latterner, Rose-Marie Lutz, Preciosa Martinez, Urs Meyer, Josefine Putbrese, Thomas Reinhard, Ernst Rudin, Christine Schaulin, Heinz Schuhmacher, Regine Wyss. Sie haben uns in langen und intensiven Gesprächen ihr Wissen und ihre Erfahrungen in außerordentlich offener Weise zur Verfügung gestellt.

Wichtige inhaltliche Hinweise erhielten wir von Prof. Dr. med. Dieter Bürgin, kinder- und jugendpsychiatrische Universitätsklinik und -poliklinik, Basel, vor allem für die Kapitel über psychische Erlebens- und Verarbeitungsweisen schwerer körperlicher Erkrankungen und die Krankenpflege in der Pädiatrie.

Bei der Erarbeitung der Kapitel über die Beziehungsthemen bei der Pflege Schwerkranker und die Helferhaltungen konnten wir auf die Erfahrungen aus der Tätigkeit im Sonderforschungsbereich 129 der Universität Ulm im Projekt »Therapeutische Beziehungen auf einer internistisch-psychosomatischen Modellstation« zurückgreifen (W. v. K). Hier hatte insbesondere die Zusammenarbeit mit Frau Dr. med. Hildegard Köhle, Prof. Dr. med. Karl Köhle, Universität zu Köln, mit seinem großen Erfahrungsschatz in der Weiterbildung von Krankenpflegepersonal, und Frau Rosemarie Fischle, Ärztin, wichtige Impulse und Gedanken freigesetzt.

Frau Gertrud Ungerer, Psychiatrie-Schwester, Basel, beriet uns beim Kapitel über die psychiatrische Krankenpflege. Frau Marianne Zierath, Leiterin des Pflegedienstes des Kantonsspitals, Basel, unterstützte unsere Arbeit.

Frau Amélie Crüwell, Frankfurt a.M., hat uns in stilistischen Fragen beraten und bei der Formulierungsarbeit wesentlich geholfen. Mit großer Übersicht und Sorgfalt haben Frau Daniela Börlin und Frau Cornelia Stöcklin, beide Basel, das Manuskript geschrieben.

Allen Genannten sind wir zu großem Dank verpflichtet.

Literatur

ARGELANDER, H. (1973, Hg.): Konkrete Seelsorge, Stuttgart.
ARGELANDER, H. (1979): Balint-Gruppen, *in:* HEIGL-EVERS, A. (Hg.), Die Psychologie des 20. Jahrhunderts, Bd. 7, Lewin und die Folgen, Zürich.
BALINT, M. (1968): Die Struktur der »Training-cum-Research«-Gruppen und deren Auswirkungen auf die Medizin, Jahrbuch der Psychoanalyse V, Bern, S. 125-146.
BALINT, M. (1969): Unterrichtung von Medizinstudenten in patientenzentrierter Medizin, Psyche 23: 532-546.
BALK, U. (1989): »Ausgebranntheit« der Pflegekräfte in der Altenhilfe, Theorie und Praxis der sozialen Arbeit 2: 69-73.
BAUER, M.; KLEIN, H.; LUKESCH, H.; UNTERHOLZER, G. (1993): Streß bei Krankenpflegeschülern und examinierten Krankenpflegern in der stationären Psychiatrie, Psychother. Psychosom. med. Psychol. 43: 245-253.
BAURIEDL, T. (1984): Supervision als angewandte Psychoanalyse, Supervision 6: 47-59.
BERMEJO, I.; MUTHNY, F. A. (1993): »Burnout« und Bedarf an psychosozialer Fortbildung und Supervision in der stationären Altenpflege, Psychotherapie, Psychosomatik, Medizinische Psychologie 43: 110-120.
BION, W. R. (1990): Lernen durch Erfahrung, Frankfurt a.M.
BÜRGIN, D. (1978): Das Kind, die lebensbedrohende Krankheit und der Tod, Bern/Stuttgart/Wien.
BÜRGIN, D. (1985): Pädiatrische Psycho-Onkologie, *in:* MEERWEIN, F. (Hg.), Einführung in die Psycho-Onkologie, Bern/Stuttgart/Toronto, S. 153-166.
BURISCH, M. (1987): Das Burnout-Syndrom: Was es ist, woher es kommt und was man dagegen tun kann. Deutsche Krankenpflege-Zeitschrift, Beilage 40, 10: 1-6.
BURISCH, M. (1989): Das Burnout-Syndrom. Theorie der inneren Erschöpfung, Berlin.
CESLOWITZ, S. B. (1989): Burnout and coping strategies among

hospital staff nurses, Journal of Advanced Nursing 14: 553-558.

CRONIN-STUBBS, D.; BROPHY, E. B. (1984): Burnout: can social support save the psychiatric nurse?, Journal of Psychosocial Nursing and Mental Health Services 23: 8-13.

DÄTWYLER, B.; LÄDRACH, U. (1987): Professionalisierung der Krankenpflege: Materialien zur Entstehung und Entwicklung der freien Berufskrankenpflege in der Schweiz, Basel.

DINGWALL, R.; RAFFERTY, A. M.; WEBSTER, CH. (1988): An introduction to the social history of nursing, London.

DÖRNER, K. (1984): Bürger und Irre, Frankfurt a.M.

DÖRNER, K.; PLOG, U. (1984): Irren ist menschlich, Rehburg-Loccum.

DUHR, S. (1985a): »Burnout« auf der Intensivstation, 1. Teil, Die Schwester/Der Pfleger 24: 809-812.

DUHR, S. (1985b): »Burnout« auf der Intensivstation, 2. Teil, Die Schwester/Der Pfleger 24: 965-970.

EDELWICH, J., with BRODSKY, A. (1980): Burn-Out: Stages of Disillusionment in the Helping Professions, New York.

EHRENREICH, B.; ENGLISH, D. (1973): Hexen, Hebammen und Krankenschwestern, München.

ENZMANN, D.; KLEIBER, D. (1989): Helfer-Leiden. Streß und Burnout in psychosozialen Berufen, Heidelberg.

FINZEN, A.; HAUG, H. J.; BECK, A.; LÜTHY, D. (1993): Hilfe wider Willen. Zwangsmedikation im psychiatrischen Alltag, Bonn.

FISCHER, H. J. (1983): A psychoanalytic View of Burnout, *in:* FARBER, B. A.: Stress and Burnout in the Human Service Professions, New York, S. 40-45.

FISCHLE, R.; KÖHLE H.; NAUJOKS W.; KÖHLE K. (1985): Zum Umgang von Krankenschwestern mit Schwerkranken, II. Die Entwicklung von Teilnehmerinnen einer Balint-Gruppe. Eine qualitative Verlaufsuntersuchung. Abschlussbericht, Teilprojekt B5, SFB 129, Universität Ulm.

FITTER, M. (1987): The Impact of New Technology on Nurses and Patients, *in:* PAYNE, R.; FIRTH-COZENS, J. (Hg.), Stress in Health Professionals, Chichester/New York/Brisbane, S. 211-229.

FLAMMANG, A.; MARKWARD, R. (1985): Berufsbild, berufliche Motivation und Informationsstand von Krankenpflegeschülern, Die Schwester/Der Pfleger 24: 565-568.

FREUDENBERGER, H. J. (1974): Staff-burnout, Journal of Social Issues 1: 159-165.

FREUD, A. (1936): Das Ich und die Abwehrmechanismen, *in:* Die Schriften der Anna Freund, Bd. I, Frankfurt a.M. 1987, S. 193-355.
FRITSCHI, A. (1990): Schwesterntum: Zur Sozialgeschichte der weiblichen Berufskrankenpflege in der Schweiz 1850–1930, Zürich.
GALUSCHKA, L.; HAHL, B.; NEANDER, K.-D.; OSTERLOH, G. (1993): Die Zukunft braucht Pflege. Eine qualitative Studie über die Belastungswahrnehmungen beim Pflegepersonal, Frankfurt a.M.
GAUS, E.; KÖHLE, K. (1979): Intensivmedizin aus psychosomatischer Sicht, *in:* UEXKÜLL V., T., Lehrbuch der psychosomatischen Medizin, München/Wien/Baltimore.
GENEWEIN, C.; SPORKEN, P. (1976): Menschlich pflegen. Grundzüge einer Berufsethik für Pflegeberufe, Düsseldorf.
GLAUS, A. (1991): Zwischen Mythos und Realität. Die Belastungen des Onkologiepflegepersonals – eine Analyse, Krankenpflege 3: 26-30.
HAEGGLUND, T. B. (1976): Dying. A psychoanalytical study with special reference to individual creativity and defense organisation. Monographs from the psychiatric clinic of the Helsinki University Central Hospital, Ed. K. A. Activiti, Helsinki.
HARRIS, R. B. (1989): Reviewing nursing stress according to a proposed coping-adaption framework, Advances in Nursing Science 2: 12-28.
HERRMANN, J. M.; SCHÜFFEL, W.; UEXKÜLL V., T. (1979): Asthma bronchiale, *in:* UEXKÜLL, V. T., Lehrbuch der psychosomatischen Medizin, München/Wien/Baltimore.
HERSCHBACH, P. (1991): Eine Untersuchung zur psychischen Belastung von Krankenschwestern und Krankenpflegern, Deutsche Krankenpflegezeitschrift 6: 434-438.
HÜRNY, C. (1988): Psychosocial support of cancer patients: a training program for oncology staff, Recent Results in Cancer Research 108: 295-300.
JONES, J. G. (1987): Stress in Psychiatric Nursing, *in:* PAYNE, R.; FIRTH-COZENS, J. (Hg.), Stress in Health Professionals, Chichester.
JONES, J. W. (1981a): Dishonesty, Burnout, and Unauthorized Work Break Extensions, Personality and Social Psychology Bulletin 3: 406-409.
JONES, J. W. (1981b): Attitudinal Correlates of Employee Theft of

Drugs and Hospital Supplies among Nursing Personnel, Nursing Research 30: 349-351.
JOSEPH, F. (1962): Transference and countertransference in the case of a dying patient, Psychoanal. Rev. 49: 21-34.
KÄCHELE, H. (1982): Zur Bedeutung der Rahmenbedingungen in der Balint-Gruppen-Arbeit, Therapiewoche 32: 2749-2752.
KÖHLE, K.; SIMONS, C.; BÖCK, D.; GRAUHAN, A. (1980): Angewandte Psychosomatik, Basel.
KOHUT, H. (1973): Narzißmus. Eine Theorie der psychoanalytischen Behandlung narzißtischer Persönlichkeitsstörungen. Frankfurt a.M.
KÜBLER-ROSS, E. (1971): Interviews mit Sterbenden, Stuttgart.
LIATOWITSCH, A. (1993): Aspekte der Gegenübertragung bei der psychotherapeutischen Behandlung somatisch schwerkranker Patienten, Mosaik 74: 1092-1097.
LOCH, W. (1969): Balint-Seminare: Instrumente zur Diagnostik und Therapie pathogener zwischenmenschlicher Verhaltensmuster, Jahrbuch der Psychoanalyse IV, Bern, S. 141-156.
LUBAN-PLOZZA, B.; EGLE, U.; SCHÜFFEL, W. (1978, Hg.): Balint-Methode in der medizinischen Ausbildung, Stuttgart.
LUKESCH, H.; BAUER, M. (1991): Tätigkeitsanalyse, Arbeitsbelastungen und Berufszufriedenheit von Beschäftigten im Pflegebereich der stationären Psychiatrie, Regensburg.
MCCARTHY, P. (1985): Burnout in psychiatric nursing, Journal of Advanced Nursing 4: 305-310.
MCELROY, A. M. (1982): Burnout – A review of the literature with application to cancer nursing, Cancer Nursing 5: 211-217.
MEERWEIN, F. (1985): Die Arzt-Patient-Beziehung des Krebskranken, *in:* MEERWEIN, F. (Hg.), Einführung in die Psycho-Onkologie, Bern/Stuttgart/Toronto, S. 75-152.
MÖLLER, M.; CISCHINSKY, N. (1983): Psychische Probleme in der Krankenpflege, Die Schwester/Der Pfleger 22: 890-895.
MUHLENKAMP, A. F.; PARSONS, J. L. (1972): Characteristics of Nurses: An Overview of Recent Research Published in a Nursing Research Periodical, Journal of Vocational Behavior 2: 261-273.
NASH, E. S. (1989): Occupational Stress and the Oncology Nurse, Nursing RSA Verpleging 8: 37-38.
NAUJOKS, W. (1985): Zur Entwicklung von Teilnehmern einer Balintgruppe. Eine quantitative Verlaufsuntersuchung an Krankenschwestern auf einer Schwerkrankenstation, Diss., Ulm.

NAUJOKS, W. (1988): Inhaltsanalytische Untersuchung einer Balintgruppe mit Krankenschwestern, *in:* KÖRNER, J.; NEUBIG, H.; ROSIN, U. (Hg.), Die Balint-Gruppe in Klinik und Praxis, Bd. 2, Berlin/Heidelberg/New York, S. 158-171.

NAUJOKS, W.; KÖHLE, K. (1988): Zur Entwicklung von Teilnehmern einer Balint-Gruppe, *in:* SCHÜFFEL, W. (Hg.), Sich gesund fühlen im Jahre 2000, Berlin/Heidelberg/New York, S. 94-103.

ORBACH, J.; GROSS, Y.; GLAUBMAUY, H.; BERNAU, D. (1985): Children's perception of death in humans and animals as a function of age, anxiety and cognitive ability, J. Child Psychol. Psychiat. 26: 453-463.

RADEBOLD, H. (1979): Psychosomatische Probleme in der Geriatrie, *in:* UEXKÜLL V., T., Lehrbuch der psychosomatischen Medizin, München/Wien/Baltimore.

RAMZY, I.; WALLERSTEIN, R. S. (1958): Pain, fear, and anxiety. A study in their interrelationships, The psychoanalytic study of the child 13: 147-189.

RATSAK, G.; SCHIEBEL-PIEST, B. (1992): Psychoonkologie für Krankenpflegeberufe. Ein Lernprogramm, Göttingen.

ROHDE, J. J. (1974): Soziologie des Krankenhauses, Stuttgart.

RUMP, E. E. (1979): Size of psychiatric hospitals and nurses' job satisfaction, Journal of Occupational Psychology 52: 255-265.

SCHEYTT-LEMPP, M. (1984): Das Krankheitserleben krebskranker Kinder, Med. Diss., Ulm.

SCHMID, V. (1973): Balint-Gruppen mit Lehrern, *in:* Stuttgarter Akademie für Tiefenpsychologie und analytische Psychotherapie (Hg.), Individuum und Gesellschaft, Stuttgart.

SCHMIDBAUER, W. (1980): Die hilflosen Helfer. Über die seelische Problematik der helfenden Berufe, Reinbek.

SCHORS, R. (1979): Beobachtungen zur Psychodynamik einer Intensivstation. Psyche 33: 343-363.

SCHWANOLD, B.; ANDERSON, S.; SACHSSE, U. (1987): Erst Feuer und Flamme – dann ausgebrannt. Probleme in der täglichen Arbeit mit psychiatrischen Patienten – Erfahrungen aus fallzentrierten Team-Supervisionen in einem psychiatrischen Landeskrankenhaus, Deutsche Krankenpflege-Zeitschrift Beilage 40, 10: 6-20.

SEIDLER, E. (1966): Geschichte der Pflege des kranken Menschen, Stuttgart, 3. Auflage 1972.

SOWINSKI, CH. (1989): Stellenwert der Ekelgefühle im Erleben des Pflegepersonals, Pflege 4: 178-187.

SPEIDEL, H. (1977): Die Balint-Gruppe. Voraussetzung, Theorie, Methode, Therapiewoche 27: 6946-6961.

STANEK, L. M. (1987): An Analysis of Professional Nurse Burnout in Two Selected Nursing Care Settings, Journal of Nursing Administration 5: 3-29.

TAUBERT, J. (1992): Pflege auf dem Weg zu einem neuen Selbstverständnis: Berufliche Entwicklung zwischen Diakonie und Patientenorientierung, Frankfurt a.M.

THEWELEIT, K. (1977): Männerphantasien. 1. Frauen, Fluten, Körper, Geschichte, Frankfurt a.M.

V. KLITZING-NAUJOKS, W.; V. KLITZING, K. (1992): Die Krankenschwester und der sterbende Patient. Prozesse in der Krankenschwester-Patient-Beziehung bei der Pflege schwer- und todkranker Patienten, Praxis der Psychotherapie und Psychosomatik 37: 48-55.

VACHON, M. L. S.; LYALL, W. A. L.; FREEMAN, S. J. J. (1978): Measurement and Management of Stress in Health Professionals working with advanced cancer patients, Death Educations 1: 365-375.

WEINERT, A. B. (1984): Die Rolle der Persönlichkeit in Berufswahl und Spezialisierung, aufgezeigt am Beispiel des Krankenpflegeberufs, Die Schwester/Der Pfleger 23: 289-300.

WIDMER, M. (1989): Streß, Streßbewältigung und Arbeitszufriedenheit beim Pflegepersonal, Pflege 2: 136-142.

WILKINSON, D. (1982): The effects of brief psychiatric training on the attitudes of general nursing students to psychiatric patients, Journal of Advanced Nursing 7: 239-253.

WINNICOTT, D. W. (1960): Ich-Verzerrung in Form des wahren und des falschen Selbst, *in:* Reifungsprozesse und fördernde Umwelt, Frankfurt a.M., S. 182-199.

WURMSER, L. (1990): Die Maske der Scham, Berlin.

YASKO, J. M. (1983): Variables which predict burnout experienced by oncology clinical nurse specialists, Cancer Nursing 6: 109-116.

Gerda Ratsak / Bettina Schiebel-Piest
Psychoonkologie für Krankenpflegeberufe
Ein Lernprogramm
1992. 153 Seiten mit 2 Abb., kartoniert. ISBN 3-525-45741-3

Arno Hellwig / Matthias Schoof / Erik Wenglein
Lehrbuch Psychosomatik und Psychotherapie für Krankenpflegeberufe
Mit einem Geleitwort von Friedrich Beese
1993. 290 Seiten, kartoniert. ISBN 3-525-45756-1

Ida und Hans-Christoph Piper
Schwestern reden mit Patienten
Ein Arbeitsbuch für Pflegeberufe im Krankenhaus
6., erweiterte Auflage 1993. 122 Seiten, kartoniert.
ISBN 3-525-62332-1

Irmela Strauss
Lehrbuch Geriatrie in der Altenpflege
1995. Ca. 180 Seiten mit zahlreichen, zum Teil farbigen Abbildungen, kartoniert. ISBN 3-525-45783-9

Ralf Jerneizig / Arnold Langenmayr /
Ulrich Schubert
Leitfaden zur Trauertherapie und Trauerberatung
2. Auflage 1994. 124 Seiten, kartoniert. ISBN 3-525-45737-5

V&R
Vandenhoeck
& Ruprecht

Hansjörg Becker (Hg.)
Psychoanalytische Teamsupervision
1994. 232 Seiten, kartoniert. ISBN 3-525-45776-6

Walter Andreas Scobel
Was ist Supervision?
Mit einem Beitrag von Christian Reimer. 3., durchgesehene
Auflage 1991. 207 Seiten, kartoniert. ISBN 3-525-45696-4

Benjamin Bardé / Dankwart Mattke (Hg.)
Therapeutische Teams
Theorie – Empirie – Klinik
Mit Beiträgen von Peter Kutter und Ulrich Oevermann. 1993.
306 Seiten, kartoniert. ISBN 3-525-45745-6

Israel Orbach
Kinder, die nicht leben wollen
Aus dem Amerikanischen von Ute Schneider. Sammlung
Vandenhoeck. 1990. 243 Seiten, Paperback.
ISBN 3-525-01413-9

Jürgen Kind
Suizidal
Die Psychoökonomie einer Suche
1992. 203 Seiten, kartoniert. ISBN 3-525-45749-9

V&R
Vandenhoeck
& Ruprecht